MÉTODO PILATES NA REABILITAÇÃO DE DOENÇAS CARDIOVASCULARES, RESPIRATÓRIAS E NEUROLÓGICAS

Manual de Exercícios do Mat Pilates, adaptável a aparelhos

Dra. Flavia Carmona

2 edição

HAPPY
READING

CONTENTS

PREFACE

Este livro descreve o Método Pilates para Tratamento das doenças Cardiorespiratórias e Neurológicas, baseadas nos exercícios básicos e fundamentais do Método, entitulado como uma "Cura", proprocionando alívio dos sintomas dessas doenças aqui prospostas, tendo com base sequência de exercícios específicos.

1. INTRODUÇÃO

A reabilitação nas doenças Respiratórias e Neurológica pelo Pilates, envolve muito mais que a técnica de Josef Pilates, engloba a técnica em toda sua pratica, envolvendo todas o corpo em uma só sessão, porque a mente caminha com o corpo, a meditação com a alma e o Pilates comanda o nosso movimento de forma universal e biopsicossocial.

O Pilates pode ser praticado por qualquer pessoa, você não precisa de um grande "mestre jedi" para pratica-la, muito menos ser um mestre professor perfeito de Pilates, mas precisa ter uma boa formação no método fidedigno do original e é importante e executar os movimentos de forma concentrada, coordenados e fluidos, o tempo fará isso com seu corpo, apenas basta boa vontade e dedicação.

Pesquisas sobre o Pilates indicam que é um exercício de intensidade moderada muito indicado para paciente idoso, com melhora do equilíbrio; promoção de estabilidade postural; melhora da função cardiovascular e ventilatória; reabilitação de pacientes com infarto agudo do miocárdio e artrite reumatoide; e redução da dor e do estresse, sugerem melhora na função respiratória para as variáveis: frequência respiratória, ventilação (VE), consumo de oxigênio (VO2) e equivalente ventilatório (VE/VO2), redução pressão arterial, benéfico no controle mental e flexibilidade, melhorando a força muscular e reduzindo o risco de quedas no idoso.

Pesquisas recentes indicam que o Método Pilates é uma junção de todos de vários métodos, com certeza nosso Mestre Josef Pilates estudou sobre essas técnicas milenares antes de criar o Método Pilates, por isso o Pilates hoje é considerado uma técnica completa e única para reabilitar, condicionar ou melhorar habilidade circenses ou do Ballet clássico, para todas as idades, gêneros, sexo, gostos e indicações, tanto fisioterápicas como estéticas. Professores de Educação Física ou Fisioterapeutas ampliaram seus conhecimentos nesse método e hoje é uma febre no Brasil, digo que o Pilates é para todos, também não precisamos ser Mestres Jedis para ensina- ló ou pratica- ló, porém não devemos esquecer de seus princípios básicos.

Hoje o método de Pilates mais divulgado é o contemporâneo, pela riqueza de materiais novos utilizados e a junção da ginástica funcional, para o meu estudo o importante é saberem os princípios do Método Pilates e saber ensinar para não lesionar e sim tratar e condicionar o aluno/ paciente. O Pilates também se mostrou curar doenças, como: osteoporose artrite reumatoide, dores musculares, melhora na respiração e consequência problemas de origem respiratória e cardiovascular, nas doenças mentais, como Parkson, depressão, ansiedade, stress, acidente vascular cerebral (AVC), Doença de Alzheimer, esclerose múltipla, paralisia cerebral, lúpus, melhora raciocínio e concentração, problemas de postura e equilíbrio, e porque não na reabilitação de pessoas que tiveram o COVID19, entre outras.

Diante desses fatores, resolvi elaborar exercícios que promovam alívio para dores do nosso dia a dia, cientificamente comprovados, em sessões de terapia com exercícios para curar diversas doenças específicas escolhidas e comuns entre as duas técnicas nesse estudo. Quero deixar claro que quando falo em CURA (Pós Pilates), não posso garantir que todos se curem, isso dependerá de cada pessoa, de cada situação envolvida, mas posso afirmar que tudo descrito nesse livro é comprovado cientificamente e poderá garantir poucos ou muitos resultados com a prática dessas técnicas, e até mesmo a CURA das sequelas envolvidas, mas tenho dito que essa palavra tem um grande poder e por si só já traz grandes benefícios ao dizer em voz alta para si mesmo e só dependerá de você tal feito. O uso da palavra

CURA, não foi utilizado indiscriminadamente e sim usando o poder que ela pode causar em nossa mente, como uma palavra positiva, fato esse já comprovado pela ciência que estuda a Neurolinguística, neuro fisiólogos e religiosos. "As palavras tem Poder". Leia o trecho retirado da Revista Super interessante, (3 jan. 2018, - Publicado em 31 jul. 2007) na integra:

"O que diz a física quântica – Os elétrons comportam-se como ondas e se propagam pelo espaço. Mas também são partículas, ou seja, objetos muito pequenos. Essa dupla característica, aparentemente contraditória, é chamada pela física de "dualidade onda-partícula". Esses dois aspectos, em conjunto, devem ser considerados na observação e no momento de estudo do comportamento e posicionamento dos elétrons. Não se pode levar em conta que um aspecto funciona sem o outro. Como esta teoria é apropriada – A história da dualidade dos elétrons aconteceria em nossa vida diária. Por isso, com relação à nossa saúde, é preciso unir sempre dois aspectos: mente e corpo, assim como os elétrons no caso da onda-partícula. Para alcançar a cura, é preciso superar esse dualismo. Os físicos Fritjof Capra e Amit Goswami levaram essa ideia além. Eles sugerem a união entre a física quântica e a filosofia oriental como caminho para compreender toda a existência."

Diante desta minuciosa explicação e dando continuidade ao meu trabalho, as doenças que irei tratar nessa edição serão: a cura para doenças cardiovasculares, (hipertensão arterial, doença cardíaca congênita, insuficiência cardíaca mal controlada, doença cardíaca isquêmica descompensada e doença cardíaca congênita); doenças respiratórias descompensadas, (asma, doença pulmonar obstrutiva crônica (DPOC), doenças pulmonares intersticiais, fibrose cística, bronquite, enfisema, displasia broco pulmonar, tuberculose, Pneumopatias) e pacientes com sequelas do Covid 19;

Esse livro tem como objetivo demonstrar exercícios para sessões de fisioterapia que utilizam o Método Pilates com exercícios resistidos e técnicas de relaxamento e respiração, para cada patologia específica citada acima, (em diversas edições, é uma coleção), poderíamos chama-lo de "manual", mas não são receitas prontas de séries e exercícios, pois dependerá muito de cada paciente, nível de controle motor, nível cognitivo e dos princípios de individualidade biológica, especificidade, da sobrecarga, continuidade e da reversibilidade, nesta edição (nesse livro), irei elaborar sessões de reabilitação para o tratamento e a possível cura das sequelas envolvidas na respiração e na parte motora, pós covid.

É indiscutível que atividade física esteja relacionada com qualidade de vida e o envelhecimento. É consenso entre os profissionais de Fisioterapia que um estilo de vida ativo é fator determinante para um envelhecimento com qualidade. O presente livro faz um estudo de apresentar possíveis "curas" com os exercícios do Método Pilates para todas as idades e sexo e várias patologias, mostrando aspectos relativos à sua prática. Porém em relação ao Covid19, constata um reduzido número de trabalhos revisionais sobre o tema, mesmo com poucos trabalhos direcionados pelo tratamento e na reabilitação do COVID19, utilizei todos os dados possíveis na literatura. Use sua criatividade, os exercícios não terão todas as fotos, estão muito bem descritos, a partir deles invente, crie e se supere, não vou dar receita pronta de bolo, apenas os ingredientes, você prepara ao seu modo.

2. A HISTÓRIA DO MÉTODO PILATES

É um Método criado   pelo alemão Joseph H. Pilates durante a primeira Guerra Mundial (1880-1967), para curar a própria doença, era asmático, muito debilitado; seu programa baseia-se em um completo condicionamento físico e mental numa vasta órbita de exercícios com pequenos e grandes movimentos terapêuticos desenvolvido para ajudar pessoas que se recuperaram de lesões, intensificados as vezes para atletas, por isso atraiu muitos bailarinos. Os princípios do Pilates estão embasados nas filosofias orientais, como yoga e artes marciais, a nas filosofias e métodos de educação corporal ocidentais, da ginástica médica de P.H. Ling, do fisiculturismo de Eugen Dandow e a pedagoga de dança Rudolph Laban, (CRAIG, 2005).

Segundo a Educação Somática, a pessoa é abordada em sua globalidade. Partindo do princípio de que as diferentes dimensões do ser humano - corpo, mente e emoção - são interdependentes, a Educação Somática propõe, através do movimento, experimentações que solicitam a totalidade dos aspectos da pessoa: o sensório-motor, o cognitivo e o afetivo, colocando-os em relação com o meio ambiente. Embora o método Pilates não tenha sido criado por um bailarino, sua história indica que sua evolução repousa em uma colaboração estreita entre os discípulos de Joseph Pilates, profissionais da dança e educadores somáticos. Estudos argumentam que o Pilates se situa entre os métodos de Educação Somática pois comparte dos critérios comuns aos demais métodos, sendo uma atividade física que requer um determinado estado de presença do praticante, e caracteriza-se por cultivar a autorreflexão, o reconhecimento de variadas sensações, o foco na respiração e no momento presente, a atenção ao alinhamento e a percepção do movimento e do espaço.

A discussão sobre a identidade do Pilates é antiga. Em seus primórdios, o método foi adotado praticamente por boxeadores, ginastas e bailarinos. Mas na década de 1990, o Pilates passou a interessar um público geral em busca de uma atividade física alternativa às aulas de ginástica e de aeróbica muito difundidas na época. As limitações físicas e as patologias que essa nova clientela apresentava levou os professores do método a procurar teorias e recursos pedagógicos a fim de torná-lo acessível e benéfico a esse nova público de alunos.

Com a influência de Clara, (esposa de Joseph Pilates) e das segunda e terceira gerações de professores, o repertório de exercícios do método foi enriquecido e modificado, somou- se movimentos preparatórios aos exercícios clássicos; desenvolveu-se uma pedagogia menos caracterizada pelo treinamento e repetição e mais voltada para a reeducação e reabilitação, com objetivo de autonomia sensorial do aluno ou paciente. Porém é indiscutível em uma perspectiva histórica, considerar que Joseph Pilates viveu na Alemanha na mesma época em que alguns dos pilares do campo da Educação Somática, como Bess Mensendieck (1866-1959), Elsa Gindler (1885-1961) e Rudolf Laban (1879-1958); a Mesendieck, médica alemã, que desenvolveu técnicas de movimento de cunho educacional e terapêutico, e por isso sofreu influências dos mesmos. Mas quando a professora de ginástica, Gindler foi acometida de uma grave tuberculose, levou Josef a pesquisar sobre a respiração em busca de uma cura, tendo criado o método chamado Sensory Awareness, e teve, dentre seus alunos, Elsa Langenfeld (esposa de Wilhelm Reich) e Laura Perls (esposa de Fritz Perls), ao qual com certeza o ajudou a desenvolver seu método. O caminho de Josef Pilates foi longo e de muito esforço, hoje temos muitos estudiosos no campo da ciência e da educação, que continua seus estudos.

Atualmente, Craig, (apud Joseph & Miller, 1998), afirma

em seu livro, que o Método Pilates é programa baseado em uma gama de mais de 500 exercícios globais de força, flexibilidade, coordenação, mobilidade, consciência corporal, equilíbrio, postura, agilidade e propriocepção. E que este método permite desenvolver nos seus praticantes uma maior tomada de consciência corporal através, sobretudo, dos seus princípios, ligados também a técnicas orientais e ocidentais de relaxamento consciente e filosofias de contemplação: concentração, respiração, controle, precisão e fluidez de movimento, concordam.

Por este motivo o Pilates está sendo muito difundido na área da Fisioterapia na saúde da mulher, como método de condicionamento físico e reabilitação que promove a saúde e a qualidade de vida, harmoniza o contorno corporal e a postura, gerando beleza e grande satisfação daqueles que o praticam. O método Pilates pode beneficiar indivíduos nos diferentes estágios da vida. Da infância até a pós-menopausa, passando pela gestação e pós-parto (em mulheres) até a fase do envelhecimento, muito difundido também nos homens, com benéficos em todas as fases masculinas, como a andropausa, que gera alterações de humor, cansaço, sensação de perda de energia, diminuição da libido e disfunção erétil, perda de massa óssea e massa muscular. O Pilates pode trazer bem-estar, melhorar o condicionamento físico geral e aumentar a autoestima, proporcionando maior qualidade de vida em todos gêneros, raças, sexo e idade.

O Método Pilates sendo ele com aparelhos ou solo contribuir para a melhoria da capacidade funcional, em aspectos como: flexibilidade, correção postural, equilíbrio e tonicidade muscular. A prática do método é capaz de diminuir e tratar quadros de dores e reabilitar lesões, prevenindo e tratando doenças crônicas ocasionadas pelo envelhecimento, que interferem em aspectos psicossociais e na qualidade de vida.

3. A CURA: DOENÇAS CARDIOVASCULARES:

3.1 Hipertensão arterial:

Na última década, estudos epidemiológicos sobre fatores de risco para doenças cardiovasculares foram conduzidos em várias regiões do Brasil, a maioria deles baseados em medidas preventivas propostas em diretrizes da American Heart Association (AHA). Contudo sabe -se que as doenças cardiovasculares estão baseadas no controle dos principais fatores de risco conhecidos, dentre eles: tabagismo, obesidade, dislipidemias, diabetes mellitus, hipertensão arterial, dieta e inatividade física.

A avaliação da carga das doenças crônicas na população representa um importante campo na saúde pública e no planejamento da atenção em saúde. Porém estudos que analisaram a mudança na prevalência de doenças cardiovasculares são escassos no Brasil e a avaliação de mudanças no quadro epidemiológico da DCV na última década pode contribuir para uma visão atualizada dessa situação de saúde, podendo trazer novos comparativos para os dados existentes na literatura, analisando a relação entre a morbidade por DCV, os fatores socioeconômicos, comportamentais e a presença de doenças crônicas. No Brasil, as doenças cardiovasculares são responsáveis por 27,7% dos óbitos, atingindo 31,8%, sendo consideradas a principal causa de morte. A respeito da morbidade por DCV, considerada o fator de maior impacto no custo das internações hospitalares no país, reduzir essa taxa pela pratica de exercícios é o objetivo desse estudo.

As doenças cardiovasculares são um grupo de doenças do coração e dos vasos sanguíneos e incluem: doença coronariana, (doença dos vasos sanguíneos que irrigam o músculo cardíaco); doença cerebrovascular, (doença dos vasos sanguíneos que irrigam o cérebro); doença arterial periférica, (doença dos vasos sanguíneos que irrigam os membros superiores e inferiores); doença cardíaca reumática, (danos no músculo do coração e válvulas cardíacas devido à febre reumática; causada por bactérias estreptocócicas; cardiopatia congênita; malformações na estrutura do coração existentes desde o momento do nascimento; trombose venosa profunda e embolia pulmonar, (coágulos sanguíneos nas veias das pernas, que podem se desalojar e se mover para o coração e pulmões).

Os fatores de risco mais significativos para doenças cardiovasculares são os comportamentais, tanto para doenças cardíacas quanto para Acidentes vasculares (AVCs), dentre destes estão incluídas as dietas inadequadas, (pobres em proteínas e ricas em gorduras saturadas), sedentarismo, uso de cigarro e excesso de álcool. Os efeitos dos fatores comportamentais de risco podem se manifestar em indivíduos por meio de pressão arterial elevada, glicemia alta, hiperlipidemia, sobrepeso e obesidade. história familiar de doença arterial coronariana prematura (familiar de primeiro grau do sexo masculino que apresentou a doença com menos 55 anos e do sexo feminino com menos de 65 anos); 2) ser homem com idade acima de 45 anos e mulher com idade acima de 55 anos; hipercolesterolemia: lipoproteína de baixa densidade ligada ao colesterol (LDL-c) elevada; 5) hipertensão arterial sistêmica (HAS): pressão diastólica acima de 90 mm Hg e sistólica acima de 140 mm Hg; 6) diabetes mellitus (DM) tipo 2; 7); índice de massa corporal (IMC) de 30 kg/m2 ou mais; 8) gordura abdominal (medida pela circunferência da cintura, onde os pontos de corte adotados são: mulheres >80,0 cm e homens >94,0 cm); 9) sedentarismo; 10) dieta pobre em frutas e vegetais; 11) estresse psicossocial.

Comportamentos saudáveis como: cessação do tabagismo, redução do sal na dieta, consumo de frutas, legumes e vegetais, atividades físicas regulares, (Pilates) e evitar o uso nocivo do álcool são eficazes para reduzir o risco de doenças cardiovasculares. Infelizmente em alguns casos há necessidade de tratamento onde o medicamentoso para diabetes, hipertensão e hiperlipidemia, para reduzir os riscos cardiovasculares e prevenir ataques cardíacos.

Os principais sintomas de ataques cardíacos são: dor ou desconforto no centro do peito; dor ou desconforto nos braços, ombro esquerdo, cotovelos, mandíbula ou costas, o indivíduo pode ter dificuldade em respirar ou falta de ar; sensação de enjoo ou vômito; sensação de desmaio ou tontura; suor frio e palidez.

Estudos realizados nos Estados Unidos, mostraram que o Pilates é uma das principais práticas físicas, com aproximadamente 10,5 milhões de praticantes, não apenas para correção postural, mas para prevenção dos fatores de risco para DCV e doenças metabólicas. Foi possível verificar a eficácia de um programa de Pilates por um período de 30 semanas (pratica de duas vezes por semana), redução da porcentagem de gordura corporal abdominal, da relação cintura/quadril, na melhoria da distribuição do tecido adiposo, diminuição da pressão arterial, redução da obesidade. Os resultados desse estudo sugerem que o gasto calórico e a correção postural promovidas pelo Pilates têm um impacto clinicamente relevante na morbimortalidade por DCV e no aumento da capacidade funcional e na qualidade de vida, porém a prática não pode ser cessada, deve ser mantida por toda a vida, essa é a cura... longevidade.

Foram realizados estudos no Hospital da Clinicas de Porto Alegre (Cardiac Rehabilitation in Patients with Coronary), 2014, onde incluíram pacientes com diagnóstico confirmado de doença arterial coronariana, todos clinicamente estáveis e capazes de se exercitar. Os experimentos tinham um grupo controle que praticava exercícios estruturados treinamento ou aconselhamento recebido para o exercício. O seguimento variou de 2 a 12 meses, de todas as técnicas disponíveis, a escolhida foi Pilates, uma arte que inclui aeróbica tradicional de baixa a moderada intensidade exercícios. A técnica do Método Pilates envolve essencialmente aprender uma sequência de movimentos que podem variar de acordo com diferentes estilos. A maioria exercícios fluidos e coordenados, onde todos podem realizar independe da idade ou nível de coordenação motora.

A sequência do Pilates pode ser em diversos níveis, com base simples, (iniciante), intermediária e avançada, para um trabalho detalhado sobre o corpo e a mente, sendo de muito interesse na população idosa. Os indivíduos praticam o Pilates desenvolvem a mente -interação do corpo, controle da respiração e do movimento, mão-olho coordenação e um estado de espírito pacífico. Provando que o Pilates como modalidade de reabilitação cardíaca é uma estratégia de exercício e reabilitação cardíaca valiosa e benéfica em pacientes com Doenças cardiovasculares, dentre estes efeitos destacam a diminuição da frequência cardíaca em repouso após exercício e melhora da capacidade funcional, comprovado num realizado, chamado de "teste de suporte da cadeira" - de subida e descida da cadeira.

O Pilates, provou ter efeitos positivos na função cardiovascular, os resultados apontam frequências mais baixas nos períodos pré e pós teste de degraus (três minutos), (teste realizado pela diretrizes da American Toracic Society e European Respiratory Society, 213), executado em praticantes de Pilates, (pré teste 69,01 ± 9,62 batimentos por minuto e pós teste 90,64 ± 16,63 batimentos por minuto), quando comparado ao grupo controle (pré teste 76,88 ± 9,32 e pós teste 103,15 ± 14,78 batimentos por minuto). Os indivíduos estudados já tinham mais de 10 anos de experiência em Pilates, o estudo retrata melhoras cardiovasculares em pessoas que praticam há anos, a modalidade, podendo ter interferências cardiovasculares no treinamento do Pilates a curto prazo, mas apesar desse fator, artigos dos EUA, consideraram satisfatórios os resultados.

Esse sucesso é explicado por ter exercício suaves e

completos, que emprega esquemas detalhados de movimentos harmônicos e fluidos, equilíbrio, alongamento e concentração. As técnicas de respiração e ferramentas cognitivas, como a visualização e o foco na consciência interna são os responsáveis por estes resultados. Estudos têm investigado o Pilates a como uma intervenção para uma ampla variedade de problemas de saúde, incluindo doenças crônicas, cardiovasculares, aptidão cardiorrespiratória, estado funcional, equilíbrio e doenças musculoesquelética, descrito como "meditação em movimento" se mostrou uma modalidade completa para reabilitar indivíduos com diversos tipos de problemas respiratórios. Existe uma crescente evidência de que esta prática mente-corpo, possuindo grande serventia no tratamento e prevenção de diversos problemas de saúde.

3.2 Doença cardíaca isquêmica

A cardiopatia isquêmica é um dos principais problemas de saúde em todo mundo, representando uma significativa parcela da mortalidade total nos dias atuais. Tradicionalmente, acredita-se que a ocorrência de cardiopatia isquêmica seja o resultado de uma combinação de fatores genéticos, socioeconômicos e ambientais, estes últimos representados pelo estilo de vida durante a fase adulta

Do grande conjunto de doenças cardiovasculares, um subgrupo tem como origem problemas das artérias coronárias. Estas artérias são responsáveis, pelo funcionamento e irrigação dos do musculo cardíaco, transportando para este, oxigeno e nutrientes. A deposição acumulação de lipoproteínas (LDL - colesterol) nas paredes das artérias, coronárias pode resultar no seu estreitamento pela formação de placas ateromatosa, diminuindo o fluxo sanguíneo. A obstrução das artérias coronárias dificulta o transporte de oxigeno ao miocárdio. A doença cornaria crônica conduz a doenças graves, sendo as mais comuns a angina de peito, enfarte do miocárdio, e morte súbita. O enfarte do miocárdio e a angina de peito são doenças isquêmicas.

A isquemia refere se a uma falta de oxigênio devido a inadequada perfusão do miocárdio, que causa um desequilíbrio entre o equilibro entre o oxigênio fornecido e necessário. A principal causa da isquemia no miocárdio é doença aterosclerótica das artérias coronárias epicárdicas. A arteriosclerose é principal responsável pela doença isquêmica, no entanto existem outras condições que a originam, como anomalias congênitas das artérias coronárias, espasmos das artérias coronárias, tromboembolismo e vasculite coronárias, hipertensão pulmonar, cardiomiopatia hipertrófica, hipertensão arterial, estenose das válvulas aórtica, mitral e pulmonar.

Segundo American Heart Association, os programas de reabilitação cardíaca, devem seguir 30 minutos de duração, de intensidade moderada, dois dias da semana, obtendo aumentos na capacidade cardiorrespiratória aumento na melhora no perfil hemostático.

3.3 Insuficiência cardíaca descompensada:

A insuficiência cardíaca descompensada (ICD) é definida como uma síndrome clínica na qual uma alteração estrutural ou funcional do coração leva à incapacidade de ejetar e/ou acomodar sangue dentro de valores pressóricos fisiológicos, o que causa limitação funcional e necessita de intervenção terapêutica imediata. Apresenta importância epidemiológica incontestável, com particularidades clínicas que influenciam diretamente a terapêutica clínica e na fisioterapia com o Pilates.

3.4 IC aguda "nova" (sem diagnóstico prévio):

Síndrome clínica de IC que ocorre em pacientes sem sinais e sintomas prévios dessa insuficiência, desencadeada por situações clínicas como infarto agudo do miocárdio, crise hipertensiva, rotura de cordoalha mitral. Existe ainda congestão pulmonar, sem congestão sistêmica, e a volemia é geralmente normal, não sendo indicado o uso de altas doses de diuréticos, mas é indicado o tratamento da causa primária da descompensação (vasodilatador na crise hipertensiva, abertura da artéria na síndrome coronariana aguda (SCA) e correção da insuficiência mitral na rotura de cordoalha).

3.5 IC crônica descompensada (exacerbação aguda de quadro crônico):

A IC crônica é considerada uma situação clínica em que ocorre exacerbação aguda ou gradual de sinais e sintomas de IC em repouso, em pacientes com diagnóstico prévio de IC, exige terapia adicional e imediata. As causas mais comuns são: a baixa aderência ao tratamento (restrição hidros salina e uso inadequado das medicações); infecção, embolia pulmonar, uso de medicações como anti-inflamatórios, taqui ou bradiarritmias. Há estudos que se pressupõem a estar relacionada à congestão pulmonar e/ou sistêmica, com hipervolemia evidente. Há necessidade de se investigar a causa de descompensação e também deve ser feito o manejo volêmico com diuréticos.

Com estudos avançados sobre a fisiopatologia da doença prova-se que com o exercício físico (Pilates) há benefícios enormes, em estudos clínicos, observou -se que o exercício físico uma importante forma terapêutica na disfunção cardíaca crônica estabilizada, aqui no caso pós COVID19. A IC produz sintomas de fadiga e dispneia progressiva aos esforços ou no repouso que, muitas vezes, é o principal motivo de procura por atendimento médico de urgência, diminuindo assim as idas aos centros de urgência.

A limitação do músculo esquelético está associada principalmente à atrofia muscular com redução do fluxo sanguíneo periférico, diminuição da perfusão e deficiências morfológicas, funcionais e metabólicas desta musculatura. Assim, a principal característica de um programa de treinamento respiratório com Pilates é tentar reverter este quadro patológico da musculatura periférica, instalado pela IC, e tratando as sequelas deixadas pelo Covid 19, sem produzir grande estresse ao sistema cardiovascular.

Nas sessões de terapia com Pilates, deve -se dosar a intensidade para pacientes com IC fica entre 60% a 80% da força máxima atingida. Em relação a frequência semanal poderá ser de 2 a 3 vezes por semana com 10 tipos de exercícios diferentes que envolvam os principais grupos musculares e uma série de 15 repetições onde a carga máxima possa ser levantada antes de sentir cansaço, utilize a escala de Borg., para avaliar o cansaço de seu paciente a todo momento. Incentive e exija os princípios do Pilates, os exercícios devem ser executados de forma lenta, fluida, coordenada, com muito foco na respiração completa e correta.

Existem contraindicações absolutas para atividades físicas, como: agravamento progressivo da dispneia de esforço ou dispneia em repouso ou em esforço "de novo" nos últimos 3 a 5 dias; isquemia significativa em exercício de baixa intensidade; diabetes mal controlada; doença sistêmica aguda ou febre; embolia recente; tromboflebite; pericardite aguda ou miocardite; estenose aórtica severa; insuficiência valvular (necessita correção cirúrgica); fibrilação auricular de novo; frequência cardíaca em repouso maior que 120bpm.

As Contraindicações relativas, são: aumento de peso maior que 2Kg nos últimos 1 a 3 dias; terapia intermitente ou contínua com dobutamina; queda no valor da tensão arterial sistólica maior que 10mmHg durante o exercício; pacientes em classe IV; arritmia ventricular complexa em repouso ou com o exercício; frequência cardíaca em decúbito dorsal maior que 100 rpm; presença de comorbidades; estenose aórtica moderada; tensão arterial maior que 180/110mmHg.

Seguindo essas recomendações não porque se preocupar om seu paciente, lembre -se programe e planeje seus exercícios, não deixe seu paciente fazer apneia, pois aumenta a pressão arterial e oferece risco ao paciente com essa patologia), planeje com antecipação.

3.5.1 SESSÃO DE EXERCÍCIOS:DOENÇAS CARDIOVASCULARES:

1) <u>Respiração Total:</u> em decúbito dorsal, ensino dos exercícios de respiração, o método Pilates. Direcionar a respiração para diferentes lugares do corpo, (apical, basal e abdominal.

2) <u>Respiração abdominal:</u> role a bola suíça até seu abdômen, (inspire pelo nariz a até encher o abdômen de ar, expire pela boca até eliminar o ar do abdômen). Perceba que a bola sobe suavemente quando o abdômen se enche de ar e abaixa quando ele esvazia).

3)<u>Respiração Torácica:</u> Decúbito dorsal solo, pernas fletidas, ensino da contração do transverso, com as mãos no abdômen, role a bola até onde termina o esterno e começa a caixa torácica, inspire para expandir a parte posterior da caixa torácica, expire para fechar a parte frontal do corpo. Por fim respire profundamente realizando 10 respirações com 10 contrações (como se o umbigo fosse no centro da terra, sugar abdômen, sem movimentar pelve).

4) <u>Marmeid: Sereia/ Bola suíça:</u> Execução: sentar no chão, coluna reta e pernas cruzadas, braços abertos na altura ombro, estendidos. Movimento: inspirar fazendo uma flexão de tronco lateral, membros superiores sempre estendidos, ir descendo lateralmente, colocar a mão esquerda no chão e o braço direito perto da orelha estendido, sem retirar glúteos do solo, expirando ar; retornar crescendo axialmente, pescoço acompanha movimento sem torções. Repetir 10 vezes cada lado.

5) <u>The Running (correndo)/ bombeamento:</u> em pé, pés na linha do quadril. Inicie com as mãos na parede, pernas estendidas e fique na ponta dos pés, flexione apenas uma perna, mantendo ponta de pé, a outra perna ficará estendida com o pé inteiro apoiado ao solo, em seguida suba a outra e flexione a anterior, alterne as descidas dos calcanhares no chão, (meia ponta, apenas dedos no chão). Quando tiver coordenação acelere o movimento. Repita 2 series de 23 vezes.

6) <u>Spine Strech Forward com bola suíça:</u> (alongamento da coluna para frente): sentados pernas estendidas e juntas, inspire eleve os braços estendidos na altura dos ombros, segurando a bola, expire e faça uma flexão de coluna tentando alcançar os pés, repita 2 series de 13).

7) <u>Flexing Board</u> (Prancha com flexão de braços com bola suíça): (fortalece peitorais, tríceps braquial, abdominais e paravertebrais, treina equilíbrio): coloque as mãos no chão e estenda cotovelos, as pernas deveram estar estendidas, unidas e apoiadas na bola (joelhos, calcanhares ou tornozelos), formando o movimento de Prancha, inspire prepare o movimento e expire realizando flexão de braço, acione o abdômen, seu peitoral deverá quase encostar no solo, repita 2 series de 7 vezes).

8) <u>Leg circles, (círculos com as pernas na bola suíça):</u> estabiliza quadril contralateral, fortalece glúteos e flexores de quadril): decúbito dorsal, pernas em cima da bola, eleve os quadris, inspire e eleve uma perna da bola e faça um círculo para fora, sem desestabilizar ou girar o quadril, repita com a outra perna e desça o quadril, repita 2 séries de 7 vezes cada perna, acione o quadril e faça a respiração com o movimento juntamente. Repita realizando círculos para dentro.

9) <u>O Cem na bola suíça/ Hundret:</u> decúbito dorsal, coloque as pernas fletidas na bola suíça. O paciente irá realizar uma pequena flexão de trono em direção a bola, os braços ficaram estendidos ao lado do corpo realizando o Hundret. A respiração é o foco principal do exercício. The Hundred e é feita em cinco

tempos para a inspiração e cinco tempos para a expiração, executados em um total de dez ciclos, que resultam em cem/hundred. O principal objetivo incentivar a respiração correta e consciente, que é capaz de atingir e manter o padrão máximo de saúde, ativar a circulação e levar o foco de atenção ao Power House (casa de força) do corpo em movimento. O objetivo é fazer cem ações de bombeamentos com os braços (dez sequências de dez respirações).

Uma respiração correta recrutar o músculo transverso abdominal por meio da expiração forçada, a fim de dar suporte a todos os músculos da barriga e estabilizar a coluna lombar e pélvica, favorecendo o relaxamento dos músculos inspiratórios e cervicais. O Hundret trabalha a estabilização da coluna vertebral, o fortalecimento do corpo, a flexibilidade, a propriocepção, a reeducação da postura e a reabilitação principalmente de problemas respiratórios.

10) <u>Swan na bola suíça</u>: mobilização da coluna em extensão, alongamento cadeia anterior e fortalecimento tríceps braquial e peitoral. O movimento consiste na posição decúbito ventral, apoiar abdômen na bola, estender as pernas, apoiar pés no solo, juntar as pernas. Apoiar as mãos na bola e realizar uma extensão de tronco com extensão de cotovelos. Repita 2 series de 7 vezes.

4. A CURA: DOENÇAS RESPIRATÓRIAS:

4.1 DPOC (Doença pulmonar obstrutiva crônica):

Se tratando do Método Pilates vários estudos mostram os benefícios na capacidade pulmonar, quando se utiliza o método como tratamento na doenças que atingem significativa a função pulmonar, como exemplo citamos um estudo feitos com indivíduos portadores de Fibrose cística pulmonar, doença pulmonar obstrutiva crônica (DPOC), publicado na revista de Fisioterapia Brasil (2017), onde comprova -se aumento significante de mobilidade torácica na região apical, redução da limitação ao fluxo expiratório e aumento da força muscular respiratória tanto inspiratória quanto expiratória. Comprovando a cura nessa proposta inovadora e eficaz de tratamento para indivíduos que apresentam DPOC que realizam o Método Pilates como reabilitação, para promover ganhos na função pulmonar, na mobilidade toraco abdominal e na força muscular respiratória.

Atualmente estamos assistindo o quanto estas doenças estão sendo secundarias a causas de muitas mortes no Brasil e no mundo pelo COVID 19, já que muitas pessoas possuem essas doenças respiratórias de base, que agravam muito a doença e impossibilitam ou prejudicam muito sua recuperação.

Em relação aos benefícios do Método Pilates, podemos afirmar que: para o pulmão, a capacidade respiratória aumenta; para o coração, menos esforço dos músculos cardíacos e os batimentos desaceleram; para os músculos, é produzido menos ácido lático para gerar energia, diminuindo a dor muscular e aumentando o rendimento físico; para o sangue, a densidade do sangue diminui, onde são produzidas outras substâncias para realizar o transporte do elemento e a pressão sanguínea abaixa; para o cérebro, há preservação das funções cognitivas e há ativação das reações de relaxamento através da respiração ritmada.

Outro estudo publicado na revista Brasileira Ciência e Movimento, (2015), realizado por Santos, provou que o Método Pilates a efetividade da aplicação do método Pilates no solo sobre parâmetros respiratórios de mulheres saudáveis, observando melhora na resistência e força muscular respiratória e na expansibilidade tóraco-abdominal. As possíveis explicações para os resultados podem estar relacionadas com a respiração realizada durante os exercícios de pilates. A respiração do método Pilates deve ser realizada com os músculos da região abdominal contraídos, não movimentando o abdome para não deixar a região lombar sem proteção, juntamente com a contração dos músculos torácicos e costais para impulsionar a expansão lateral da caixa torácica. Essa respiração é chamada respiração lateral, onde utiliza-se uma respiração torácica associada a uma contração principalmente dos músculos transversos, multífidos lombar e as fibras posteriores do obliquo interno, que são considerados músculos estabilizadores da coluna vertebral. Ao realizar a contração desses músculos há participação do principal músculo da respiração, que é o diafragma, no qual trabalha em conjunto ao conter o deslocamento das vísceras.

Foram avaliados 25 indivíduos por meio espirometria a mobilidade torácica de um grupo de 30 pacientes portadores de DPOC de grau moderado e grave, os resultados demonstraram que exercícios direcionados ao aumento da mobilidade torácica, melhoraram a expansibilidade torácica, sendo mais acentuada na região torácica inferior possivelmente pela melhora da excursão diafragmática. O método Pilates por possuir uma respiração específica durante os exercícios, realizando contração ativa dos músculos estabilizadores da coluna gera maior tensão sobre o músculo diafragma diminuindo sua excursão para manter a pressão intra-abdominal. Com esta alteração da respiração durante os exercícios possivelmente ocorre maior mobilidade torácica exigindo maior trabalho dos músculos respiratórios costais e acessórios, promovendo assim maior expansão torácica na inspiração e maior retração torácica na expiração do que em condições normais.

No tratamento para pacientes com DPOC, o Pilates fornece leve a moderada atividade aeróbia das extremidades inferiores, juntamente com elementos de respiração e treinamento muscular respiratório e diminuição do stress, aspecto fundamental no tratamento desses pacientes sob essa condição respiratória grave. Muitas pesquisas indicam ser uma atividade física segura, acessível e prazerosa.

Em pesquisas sobre o Método Pilates, em artigos da Scielo, comprovam a melhora da resistência aeróbia das idosas analisadas após 12 semanas de prática de Pilates. Diversos estudos possuem impacto positivo sobre a resistência aeróbia dos indivíduos, considerando o Pilates uma prática eficaz para redução de fatores de risco cardiovasculares, metabólicos e melhora da aptidão física de adultos e idosos, com alto índice de aderência entre os idosos.

Artigos científicos observaram que pacientes com doenças respiratórias crônicas apresentam menor tolerância ao exercício físico, por causa da dificuldade respiratória, por inatividades ou falta de atividades físicas, mas pesquisas identificaram que o Pilates, mostrou-se como umas das atividades mais toleradas entre pacientes com doenças pulmonares obstrutivas, onde destacam-se a asma, o enfisema pulmonar e a bronquite crônica, definidas pelo aumento da resistência ao fluxo expiratório.

A DPOC é uma doença onde se pode prevenir e tratar, porém caracteriza-se pela obstrução crónica das vias respiratórias limitando o fluxo aéreo e que não é totalmente reversível. Essa obstrução progressiva está associada a um processo inflamatório anormal devido à inalação de partículas ou gases tóxicos causada geralmente pelo tabagismo. O processo inflamatório crónico pode produzir alterações dos brônquios (bronquite crónica), bronquíolos (bronquiolite obstrutiva) e parênquima pulmonar (enfisema pulmonar).

4.2 ASMA E BRONQUITE CRÔNICA:

Segundas pesquisas, a ASMA é uma doença inflamatória crônica, caracterizada por hiper responsividade das vias aéreas inferiores e por limitação variável ao fluxo aéreo, podendo ser reversível espontaneamente ou com tratamento, clinicamente é caracterizada por episódios recorrentes de sibilância, dispnéia, aperto no peito e tosse, em especifico à noite e pela manhã ao acordas. Pesquisas afirmam que a asma é resultado de interação genética, exposição ambiental e alérgenos e irritantes. A fisiopatogênica da asma é a inflamação brônquica, decorrente de um amplo e complexo espectro de interações entre células inflamatórias, mediadores e células estruturais das vias aéreas. Sendo a resposta inflamatória alérgica iniciada pela a interação de alérgenos ambientais com células que têm como função apresentá-los ao sistema imunológico aos linfócitos Th2. Os linfócitos th2 produzem citocinas responsáveis pelo início e manutenção do processo inflamatório, a IL-4 tem papel no aumento da produção de anticorpos IgE específicos ao alérgeno. Os inúmeros mediadores inflamatórios são liberados pelos mastócitos, que são: histamina, leucotrienos, triptase e prostaglandinas; e pelos macrófagos (fator de necrose tumoral – TNF-alfa, IL-6, óxido nítrico; pelos linfócitos T (IL-2, IL-3, IL-4, IL-5, fator de crescimento de colônia de granulócitos); pelos eosinófilos (proteína básica principal, ECP, EPO, mediadores lipídicos e citocinas); pelos neutrófilos (elastase) e pelas células epiteliais (endotelina-1, estes mediadores lipídicos e de óxido nítrico). Através de seus mediadores as células ocasionam lesões e alterações na integridade epitelial, anormalidades no controle neural autonômico, da substancia P, da neurocinina A, no tônus das vias áreas, alterações na permeabilidade vascular, hipersecreção de muco, mudanças na função mucociliar e aumento da reatividade do músculo liso da via aérea, prejudicando a toda a avia área do indivíduo.

A BRONQUITE CRÔNICA é caracterizada por um distúrbio pulmonar onde há obstrução ao fluxo de ar, de caráter crônico e progressivo, estando associado à uma resposta inflamatória anormal dos pulmões à inalação de gases tóxicos, principalmente do tabaco. Consequente do excesso de secreção mucosa, tosse crônica, expectoração e dispnéia, por no mínimo 3 meses ao ano e por 2 anos seguidos. Essa doença leva a alterações como hiperinsuflação pulmonar, encurtamento da musculatura inspiratória e hipomobilidade toracoabdominal, prejudicando toda a mecânica respiratória.

Artigos apontam o ENFISEMA PULMONAR é uma alteração caracterizada por um aumento anormal dos espaços aéreos distais aos bronquíolos terminais, acompanhado pela destruição das paredes alveolares. O tratamento para o enfisema pulmonar consiste em aconselhamento (sobre higiene e dieta), antibioticoterapia, uso de broncodilatador, oxigenoterapia e corticosteróide, bem como administração de programas mucolíticos, imunização e reabilitação respiratória. Apesar do tratamento, a diminuição da capacidade funcional, no estágio grave, leva à dispnéia incapacitante e à insuficiência respiratória. Os pacientes com enfisema pulmonar não conseguem exalar o ar adequadamente, o que leva à hiperinsuflação pulmonar (aprisionamento aéreo). Os efeitos debilitantes da hiperinflação são o esforço respiratório extremo e a incapacidade de realizar trocas gasosas em proporções satisfatórias. Para esses pacientes, a única opção é o tratamento cirúrgico: cirurgia de redução de volume pulmonar, transplante pulmonar ou ambos.

Artigos concluem que é importante enfatizar que o enfisema pulmonar difuso pode ser classificado como homogêneo, quando todos os lobos são igualmente afetados

e heterogêneo, quando as alterações pulmonares são desigualmente distribuídas. A situação mais comum é o das áreas menos afetadas nos lobos inferiores e as áreas mais drasticamente afetadas nos lobos superiores. Nesse quadro a cirurgia de redução do volume pulmonar é indicada apenas para pacientes com enfisema pulmonar difuso heterogêneo, porque a maior parte da área afetada do pulmão está ressecada, o que permite que o restante tecido funcione com mais eficiência e consequentemente melhore a mecânica respiratória do paciente.

4.3.1 DOENÇAS RESPIRATÓRIAS 1: SEQUÊNCIA DE EXERCÍCIOS DE PILATES:

<u>1) Exercícios com foco na Respiração:</u>

a) <u>Exercícios de extensão de coluna com disco de equilíbrio</u>: décubito dorsal sobre o disco de equilíbrio, encaixe a coluna lombar envolvendo disco, inspire eleve e estenda os braços para alto da cabeça, expire e os eleve para trás das orelhas. Repita 2 séries de 13 repetições.

2)<u>Respiração com thera-band nas costelas</u>: em pé, enrole o thera-band abaixo das axilas, inspire profundamente pelo nariz, fazendo com que o elástico estique no seu corpo, insufle o tórax, expire pela boca e aperte o elástico soltando o ar profundamente. Repita 2 séries de 13 repetições.

c) <u>Respiração frontal em pé com overbal</u>: em pé, postura ereta, pês na largura do quadril, segure com as duas a overbal na altura dos ombros, a frente da região peitoral e encoste a bola no meio peito, inspire pelo nariz e sinta a bola se movimentar a frente, expire e a bola se movimentar para trás, sinta como se ela "entrasse" no meio do seu peitoral, segure firme , você pode até mesmo apertar abola levemente na expiração no seu peitoral, sentindo a respiração e o movimento do tórax durante a inspiração e expiração. Repita 2 séries de 13 repetições.

2) <u>Marmeid</u>: Execução: sentar no chão, coluna reta e pernas cruzadas, braços abertos na altura ombro, estendidos. Movimento: inspirar fazendo uma flexão de tronco lateral, membros superiores sempre estendidos, ir descendo lateralmente, colocar a mão esquerda no chão e o braço

direito perto da orelha estendido, sem retirar glúteos do solo, expirando ar; retornar crescendo axialmente, pescoço acompanha movimento sem torções. Repetir 10 vezes cada lado.

3) Hundret 2 tipos:

Execução: decúbito dorsal, joelhos fletidos, direção peito, inspire profundo, ao expirar sinta o peito e abdômen aprofundarem no mat, eleve a cabeça, com ombro para baixo, olhe umbigo, alongue braços lado corpo, balance os braços estendidos, bombeando para cima e para baixo, inspire contando 5 oscilações.

a) A posição é idêntica à anterior, o que muda Tipo 2, (pernas estendidas).

b) A posição é idêntica à anterior, o que muda Tipo 3, Pernas flexionadas)

4) <u>Rool up</u>: décubito dorsal, realizar rolamento pélvico (pés podem estar sobre rolo e/ou bola pequena entre joelhos: inspire, expirar estender joelhos; inspirar aumentar flexão de quadril, expirar e iniciar rolamento para trás articulando coluna até apoio escapulas. Repita, 2 séries de 10 repetições.

5) <u>Swimming</u>: décubito ventral no solo, estender braços e pernas na linha do quadril, realizar uma pequena extensão cervical e torácica com os braços acompanhando as orelhas; no mesmo momento deve-se elevar os dois membros inferiores do solo. A posição deve-se ser sustentada e elevar ainda mais a perna direita e o braço esquerdo enquanto seus contralaterais descem, vá alternando, semelhante ao movimento do crawl na natação, os braços acompanham. Alternar o movimento dos membros inspirando em uma troca e expirando na outra, repita 15 a 20 vezes sem parar, 2 sequências, 2 series.

6) <u>Shoulder Bridget com fit Ball ou magic circle</u>: mobiliza coluna, fortalece glúteo, bíceps femoral, posteriores de coxa e períneo, gêmeos). Execução: decúbito dorsal, apoiar apenas pontas dos pés no solo, inspirar elevar quadril com fit bal entre

as pernas apertando –a, (segurar "xixi"), espire e vá voltando lentamente a posição inicial, repita 2 séries de 8 vezes.

7) <u>Arms circle</u>: mobilidade escapular; relaxamento da musculatura da região dos ombros; melhora quadros de contratura e tensão musculares. Posição: Deite em decúbito dorsal e estenda os braços ao longo do corpo. A execução: Comece com uma inspiração, ao expirar, eleve os 2 braços acima da cabeça estendidos, na altura do peitoral, realize movimentos circulares completos. Ao inspirar, retorne os braços à posição inicial repita 2 series de 15 repetições, pode ser feito com thera band.

8) <u>Push ups:</u> fortalecimento da musculatura do peitoral e dos membros superiores. Posição: em decúbito ventral, estenda os braços à altura do peito, como na posição de prancha abdominal. Execução: inspire e flexione os braços, chegando o mais próximo possível do colchonete; ao expirar, estenda os braços novamente, retornado à posição inicial, pode ser realizado coma as mãos sobre um rolo. Manter a musculatura do pescoço relaxada. Realizar 2 séries de 10 repetições.

9) <u>Spine stretch</u> com bastão: alongamento de coluna para frente, direção aos pés: alongamento de coluna para frente: Execução: sentado, (alongamento posterior coluna), inspire inicie o movimento com uma flexão da coluna a frente, com rolamento vertebral e controle abdominal, ao mesmo tempo que você segurando um bastão, tenta alcançar os pés ou ultrapassa-los, expire nessa hora, com os braços alongados o máximo possível, repetir 10 vezes.

10) <u>Rolling Back</u>: Sentado no solo, com os joelhos flexionados em 90 graus, com os pés em flexão plantar e os membros superiores envolvendo os tornozelos, cotovelos para fora e glúteos contraídos. Inspirar começando a articular a lombar, descendo vértebra por vértebra até apoiar as escápulas; expire retornando à posição inicial. Observações: se possível não tocar os pés no solo e terminar o exercício equilibrando-se sobre

os glúteos. Realize 2 séries de 7 repetições.

4.4 TUBERCULOSE

As características próprias do Mycobacterium tuberculosis são capazes de influenciar a evolução clínica da doença. O bacilo da tuberculose tem multiplicação lenta, a cada 12-20 h, o que faz os sintomas da enfermidade evoluírem lentamente, e retarda a procura de assistência médica. O grande problema é que quando o diagnóstico é feito, a baciloscopia do escarro já é positiva e com isso o ciclo epidemiológico já se completou, espalhando - se com a infecção na comunidade. A tosse, com ou sem expectoração, como um fato novo, pode-se prolongar por mais de duas semanas, por isso é importante o diagnóstico precoce. Os sintomas incluem: tosse, expectoração, febre vespertina, sudorese noturna abundante, rápido emagrecimento acentuado, fraqueza anorexia, hemoptise, dor torácica moderada, imunodepressão por qualquer causa, alcoolismo ou diabetes, febre baixa e vespertina e sudorese noturna abundante. O exame de BAAR e cultura no escarro, radiografia de tórax e até mesmo TC para confirmar o diagnóstico são importantes. O exame radiológico mostra lesões cicatriciais típicas de tuberculose, radiografia torácica com infiltrado típico de tuberculose, confirmado pela TC. Uma pneumonia por estreptococos ou estafilococos tem início repentino, com febre elevada, tosse, expectoração purulenta, dispneia e rápida queda do estado geral. Essa rapidez de adoecimento pode se explicar pela multiplicação exponencial desses germes a cada 2 h.

Algumas revisões sistemáticas e meta-análises de estudos observacionais em artigos científicos, têm apontado uma associação desfavorável entre as epidemias globais de tuberculose e o tabagismo, nas quais a exposição à fumaça do tabaco está associada com infecção, doença e mortalidade por tuberculose. As bases fisiopatológicas nas quais o tabagismo aumenta o risco de tuberculose são explicadas pela disfunção da mecânica ciliar, diminuição da resposta imune e defeitos na resposta imunológica dos macrófagos, aumentando a suscetibilidade à infecção pelo Mycobacterium tuberculosis. Diante dos conhecidos mecanismos de oncogênese e de inflamação desencadeados pela fumaça do cigarro, estabelecendo o nexo causal, fica evidente a associação de causa e efeito de doenças inflamatórias e neoplásicas com o tabagismo.

Estudos em outra vertente de adoecimento, apontam que as causas infecciosas vêm se mostrando associadas ao tabagismo. A fumaça do cigarro promove a redução do clearance mucociliar do trato respiratório, aumentando a aderência das bactérias e rompendo o epitélio protetor. Há evidências de que o nível sérico de imunoglobulinas esteja 10-20% menor nos fumantes quando comparados com os não fumantes. Tuberculose, AIDS e DPOC, com suas frequentes exacerbações, estão entre as patologias ligadas a agentes infecciosos associadas com o tabagismo; inclusive, à semelhança do tabagismo, representam epidemias de grande importância no contexto da saúde pública.

Na fisiopatologia observamos os alvéolos, na primeira defesa contra o M. tuberculosis é o macrófago alveolar. Essa célula liga-se ao bacilo através de receptores de complemento (CR1, CR3 e CR4) e de manose, e emite pseudópodos que se fundem distalmente ao bacilo, internalizando-o. Células dendríticas fagocitaram a microbactéria e migram pelo sistema linfático em direção ao linfonodo regional; células dendríticas estão funcionalmente comprometidas pela injúria da matriz extracelular e tecidual, facilitando a infecção pelo M. tuberculosis. Alguns macrófagos infectados permanecem no tecido pulmonar. A partir da fusão do fagossomo e do lisossomo, antígenos podem ser processados e posteriormente apresentados aos linfócitos T auxiliares (CD4+), através do MHC de classe II, presente apenas em macrófagos, células dendríticas e linfócitos B (também denominados células apresentadoras de antígenos). Células CD4+ Th1 desempenham a função principal na resposta imune à microbactéria. Contudo, células T citotóxicas (CD8+), que reconhecem antígenos oriundos do citoplasma (tumorais ou virais), também participam da resposta imune ao M. tuberculosis. Células T CD8+ são capazes de reconhecer fragmentos peptídicos ligados ao MHC classe I, moléculas expressas em praticamente todas as células diferenciadas ou maduras do organismo. Os linfócitos ativados liberam citocinas e recrutam outros linfócitos, macrófagos e fibroblastos. As citocinas, moléculas produzidas e secretadas por diferentes células imunocompetentes, após algum estímulo, são um componente central da defesa contra as microbactérias. Em todos os estágios da resposta imune, as citocinas produzidas participam dos processos regulatórios, assim como das funções efetoras. Esse processo fisiopatológico ocasiona a persistência dos sintomas e baixa imunidade, podendo ocorrer a associação com outras doenças auto imunes ou infecciosas, como aneoplasia de pulmão, ou resistência aos medicamentos em uso, prejudicando assim a sobrevida do paciente.

O Método Pilates é eficaz em aumentar a pressão inspiratória máxima (p = 0,004), a pressão expiratória máxima (p = 0,008), o pico de fluxo expiratório (p = 0,004) e o índice de amplitude axilar (p = 0,008), em todas doenças pulmonares. O Método Pilates possui grande eficácia no aumento da força muscular respiratória e na redução da limitação de fluxo expiratório.

4.5 A CURA FIBROSE CÍSITICA PULMONAR:

Após pesquisas em diversos artigos, todo consideram a fibrose cística, uma doença genética autossômica recessiva caracterizada pela disfunção do gene cystic fibrosis transmembrane conductance regulator (CFTR), que é capaz de codificar uma proteína reguladora de condutância transmembrana de cloro. Considerada uma doença multissistêmica frequente em populações descendentes de caucasianos. Esta doença (FC), tem caráter autossômico recessivo, crônica e progressiva, compromete o funcionamento de vários órgãos e sistemas do organismo. O gene que condiciona o aparecimento da FC foi identificado em 1985. O gene está localizado no braço longo do cromossomo 7, posição q31 e codifica uma proteína denominada cystic fibrosis transmembrane regulator, (Regulador de Condutância Transmembrana em Fibrose Cística), responsável pelo transporte de cloro para o interior da célula. Estudos em laboratório identificaram mais de 1.400 diferentes mutações nesse gene 5, porém a mais frequente é a deleção de 3 pares de bases na posição 508.   Quando se tem a presença de dois alelos com mutações no gene da FC, ocorre ausência de atividade ou funcionamento parcial da CFTR, resultando na diminuição na excreção do cloro, como consequência, de água e também o aumento da eletronegatividade intracelular. Por causa desse quadro ocorre a desidratação das secreções mucosas e aumento da viscosidade, beneficiando a obstrução dos ductos, acompanhados de infecção e sequente de grande reação inflamatória.

4.6 PNEUMOPATIAS:

Pneumopatia é um termo que se refere em geral às doenças que afetam os pulmões e a capacidade respiratória. A intensidade dos sintomas, os tipos de sintomas e o agente causador da patologia é que definirão o tratamento, podendo ser feito com a administração medicamentosa, internação e fisioterapia respiratória. As Pneumopatias se dividem em: infecciosa: se manifestada, precisa ser tratada com antibióticos; crônica, (permanência dos sintomas que dura mais de três meses, mesmo com tratamento e pode não ter cura); ocupacional, (tem relação direta com atividades laborais e meio ambiente). parasitária: alguns tipos de parasitas podem passar pelos pulmões através da corrente sanguínea e causar sintomas pulmonares.

Os sintomas variam de acordo com o agente causador da doença. O profissional de saúde deve estar atento às pequenas alterações que podem surgir, como dores, cansaço ou dificuldade para respirar.

As Pneumopatias intersticiais pertencem há um grupo heterogêneo de doenças caracterizadas por espessamento dos septos alveolares, proliferação fibroblástica, deposição de colágeno e, se o processo permanecer descontrolado, ocorre a fibrose pulmonar. As doenças pulmonares intersticiais podem ser classificadas de acordo com vários critérios (aguda/ crônica), não granulomatosa/granulomatosa, causa conhecida/ desconhecida, doença pulmonar primária/secundária à doença sistêmica).

De acordo com as inúmeras causas possíveis das Pneumopatias, estão entre as doenças do tecido conjuntivo e das exposições pulmonares ocupacionais e de diversos fármacos, (doença pulmonar intersticial). Estudos apontam uma série de doenças intersticiais de etiologia desconhecida com características clínicas ou manifestações particulares, portanto, são consideradas doenças únicas, como as: as doenças pulmonares eosinofilias, histiocitose pulmonar de células de Langerhans (granulomatose), linfangioliomiomatose, proteinose alveolar pulmonar e sarcoidose.

Contudo, estudos demostraram que 30% dos pacientes com doenças intersticiais, não tem nenhuma causa clara, os distúrbios são distinguidos por características histopatológicas específicas; denominados pneumonias intersticiais idiopáticas.

O complexo Mycobacterium tuberculosis engloba o M. tuberculosis (Mtb), o M. africanum e o M. bovis, e é o mais importante do gênero Mycobacterium do ponto de vista da etiologia de doenças humanas. Contudo, outras micobactérias ocasionalmente determinam doença, principalmente nos imunodeprimidos, nos idosos e nos portadores de broncopneumopatias crônicas. Essas microbactérias podem colonizar algumas pessoas, tornando imprescindível a necessidade de estabelecer critérios seguros para diferenciar colonização de infecção.

As doenças causadas pelas microbactérias não pertencentes ao complexo Mycobacterium tuberculosis (MNTB), apresentam características clínicas que permitem levantar a suspeita da etiologia na abordagem inicial, o que é importante, principalmente pelas diferenças de sensibilidade aos quimioterápicos rotineiramente utilizados no tratamento da tuberculose. A não transmissibilidade entre humanos também é importante, pois os contactantes não necessitam de atenção especial como os expostos à tuberculose.

Essas microbactérias oportunistas foram inicialmente denominadas anônimas e nos dias de hoje são conhecidas coletivamente como atípicas, microbactérias, microbactérias não tuberculosas ou microbactérias do meio ambiente. A Sociedade Americana do Tórax, propõe o uso do termo microbactérias não tuberculosas. As mais comuns são o M. kansasii (Mk), o complexo MAIS (avium, intracelularis e scrofulaceum), o M. xenopi, o M. szulgai e o M. malmoense, além do M. leprae. No entanto, muitas espécies não são patogênicas, como o M. gordonae, o M. terrae, o M. flavecens e o M. smegmatis. Todas requerem tratamento medicamentoso e fisioterápico.

4.7.1 DOENÇAS RESPIRATÓRIAS: SEQUÊNCIA EXERCÍCIOS DE PILATES 2:

<u>1) Exercícios com foco na Respiração:</u>

<u>a) Exercícios de extensão de coluna com disco de equilíbrio</u>: décubito dorsal sobre o disco de equilíbrio, encaixe a coluna lombar envolvendo disco, inspire eleve e estenda os braços para alto da cabeça, expire e os eleve para trás das orelhas. Repita 2 séries de 13 repetições.

b) <u>Respiração com thera-band nas costelas:</u> em pé, enrole o thera-band abaixo das axilas, inspire profundamente pelo nariz, fazendo com que o elástico estique no seu corpo, insufle o tórax, expire pela boca e aperte o elástico soltando o ar profundamente. Repita 2 séries de 13 repetições.

c) <u>Respiração frontal em pé com overbal</u>: em pé, postura ereta, pês na largura do quadril, segure com as duas a overbal na altura dos ombros, a frente da região peitoral e encoste a bola no meio peito, inspire pelo nariz e sinta a bola se movimentar a frente, expire e a bola se movimentar para trás, sinta como se ela "entrasse" no meio do seu peitoral, segure firme , você pode até mesmo apertar abola levemente na expiração no seu peitoral, sentindo a respiração e o movimento do tórax durante a inspiração e expiração. Repita 2 séries de 13 repetições.

2) <u>Retração e protação escapular, (rolo)</u>: em décubito dorsal, pelve neutra, quadril e joelhos flexionados 90 graus. Os braços acima cabeça estendidos, rolo debaixo das costas, (deitar em cima), paralelo ao tronco. Deve -se inspirar para protrair escapula, expirar para retrair escápula, equilibra-se no rolo de

pilates. <u>Exemplo dois</u>: apoiar as escápulas no rolo, elevar os braços acima cabeça   com elevação de pelve, realizar retração e protação das escápulas.

3) <u>Marmeid:</u> Execução: sentar no chão, coluna reta e pernas cruzadas, braços abertos na altura ombro, estendidos. Movimento: inspirar fazendo uma flexão de tronco lateral, membros superiores sempre estendidos, ir descendo lateralmente, colocar a mão esquerda no chão e o braço direito perto da orelha estendido, sem retirar glúteos do solo, expirando ar; retornar crescendo axialmente, pescoço acompanha movimento sem torções. Repetir 10 vezes cada lado.

4) <u>Hundret 2 tipos</u>:

Execução: decúbito dorsal, joelhos fletidos, direção peito, inspire profundo, ao expirar sinta o peito e abdômen aprofundarem no mat, eleve a cabeça, com ombro para baixo, olhe umbigo, alongue braços lado corpo, balance os braços estendidos, bombeando para cima e para baixo, inspire contando 5 oscilações. Repetir a sequência 10 vezes.

a) A posição é idêntica à anterior, o que muda Tipo 2, (pernas estendidas).

b) A posição é idêntica à anterior, o que muda Tipo 1, Pernas flexionadas).

5) <u>The roll Up com magic circle:</u> Decúbito dorsal, pelve neutra, joelhos estendidos, calcanhares pressionando o solo pês dorsiflexão, braços elevados altura peitoral, manter organização da cintura escapular, segurar magic circle, inspirar para elevar os braços, expirar flexionar a coluna deslizando as costelas em direção ao quadril, até sentar e seguindo em direção aos pés. Inspire para expandir a caixa torácica e expire para articular toda coluna, vertebra por vertebra até voltar posição inicial, repetir e séries de 9 vezes.

6) <u>One Leg Circle Mat:</u> Em décubito dorsal, pelve neutra, joelhos estendidos, ema perna elevada com flexão de quadril a 90

graus, a outra perna deve estar apoiada no solo, os braços devem estar paralelos ao tronco, palmas das mãos viradas para baixo no solo. Cabeça e pescoço organizados e alinhados com o corpo. Inspire e prepare o movimento, expire para a primeira metade do círculo; inspirar para segunda metade do círculo, expire e termine o círculo. Inverta o sentido da perna e depois torque a perna. Repetir 2 sereis de 9 cada perna.

7) <u>Airplane com disco de equilíbrio</u>: em pé, sob o disco de equilíbrio (se não conseguir, ficar sem disco), pés afastados na largura do quadril, peso distribuído no triangulo do pé, pelve e coluna neutra, braços ao lado do corpo. Inspirar e transferir o peso do corpo para apenas uma perna e estender e elevar a outra perna, próxima ao solo, para trás, realizando extensão plantar. Expirar para manter a posição de extensão de quadril e inclinar o corpo a frente, o corpo e a perna devem ficar na horizontal e paralela ao solo, abra e eleve os braços lateralmente, na linha dos ombros. Repetição: 2 séries de 9 cada perna.

8) <u>Spine Twist</u>: Sentado solo, manter pelve e coluna neutra; pernas estendidas e abduzidas, braços elevados lateralmente, ombros relaxados, alinhar postura. Inspirar prepare o movimento, expirar e realizar rotação de coluna para perna oposta, (E/D), braço e mão na direção da perna oposta; inspirar manter a posição, expirar aumentar a rotação. Inspirar e retornar posição inicial, expirar e trocar a perna e o braço, (D/E) repita o movimento. Repetição 2 séries de 7 vezes cada lado.

9) <u>Roll Down:</u> Em pé, pés devem estar afastados na linha do quadril, peso distribuído no triangulo do pé, pelve e coluna neutra, braços ao lado do corpo. Execução: inspirar prepare o movimento, expire para iniciar relaxamento para baixo em direção ao solo, flexão de coluna; articulando toda coluna, solte a cabeça em direção aos seus pés; inspirar e expandir posteriormente e lateralmente a caixa torácica, expirar e acionar abdômen para subir tronco articulando a coluna até a posição inicial, lentamente, repita 9 vezes.

10<u>) Marmeid com rolo</u>: Sentado sobre os ísquios, postura ereta, pelve neutra, joelhos flexionados, pernas cruzadas, posição borboleta. Inspire e prepare o movimento. Expire para afastar o rolo e flexionar lateralmente a coluna, elevando o braço oposto, enquanto eleva o braço contralateral acima da cabeça; inspire e retorne a posição inicial. Repetição: 2 series de 7 repetições cada lado.

4.8 COVID19

O coronavírus humanos (CoVh) têm se destacado como agentes etiológicos emergentes, quer sejam os tipos já conhecidos como a da síndrome respiratória aguda grave (SARS), o NL63 e o HKU1 descobertos em 2004 e 2005 respectivamente.

Foram feitas investigações conduzidas em diferentes países, onde foi demonstrado que estes vírus apresentam distribuição mundial e relatam a detecção dos coronavírus em 1 a 10% dos pacientes com infecção do trato respiratório.

Pesquisas têm evidenciado a relação dos CoVh em casos de co-infecção com outros vírus respiratórios, como boca vírus, influenza, vírus respiratório sincicial humano e metapneumovírus humano; tais estudos foram conduzidos em países como Itália, Alemanha, Bélgica, Canadá, Estados Unidos, França, Japão, China e Tailândia.

Não foi observada relação confirmada entre a incidência do vírus a fatores climáticos, consequentemente não há uma sazonalidade bem definida para as infecções por CoVh. Porém s estudos têm mostrado uma maior frequência da infecção pelo vírus entre os meses de dezembro e abril. Infelizmente não existem também comprovação de susceptibilidade à infecção entre faixas etárias.

O maior problema enfrentado é que não existem muitos estudos ao CoVh no Brasil e no mundo, dificultando o tratamento. O vírus é um patógeno de ação rápida evolução maior ainda e que eficientemente transpõem a barreira entre espécies, contamos agora com cientistas de todo mundo para uma vacina ou remédio totalmente eficaz e de ação rápida. Sustentam-se várias teorias, porém nada se confirma.

FISIOPATOLOGIA

O Coronavírus é um vírus zoonótico, que possui um RNA vírus da ordem Nidovirales, da família Coronavirus. É um vírus da família dos que causam infecções respiratórias, onde surgiram pela primeira vez e foram isolados em 1937 e descritos como tal em 1965, em decorrência do seu perfil na microscopia parecendo uma coroa. São observados os seguintes tipos de coronavírus: alfa coronavírus HCoV-229E; alfa coronavírus HCoV-NL63; beta coronavírus HCoV-OC43; beta coronavírus HCoV-HKU1; SARS-CoV (causador da síndrome respiratória aguda grave ou SARS); MERS-CoV (Síndrome respiratória do Oriente Médio/ MERS); SARS-CoV-2, um novo coronavírus, estudado e descoberto no final de 2019 após casos registrados na China, o causador da doença letal chamada COVID 19.

Segundo Protocolo de Manejo Clínico para o Novo Coronavírus, publicado pelo Ministério da Saúde em fevereiro 2020, na avaliação dos primeiros 99 pacientes internados com pneumonia e diagnóstico laboratorial de COVID-19 no hospital de Wuhan observou-se uma maior taxa de hospitalização em maiores de 50 anos e do sexo masculino. Os principais sintomas foram febres (83%), tosse (82%), dispneia (31%), mialgia (11%), confusão mental (9%), cefaleia (8%), dor de garganta (5%), rinorreia (4%), dor torácica (2%), diarreia (2%) e náuseas e vômitos (1%). Também houve registros de linfopenia em estudos realizados com pacientes diagnosticados com COVID-19.

A clínica da doença por infecção do coronavírus é muito vasta, varia de um simples resfriado até uma pneumonia grave e letal. A doença apresenta um quadro clínico inicial parecido como uma síndrome gripal. As pessoas com COVID-19 geralmente desenvolvem sinais e sintomas, incluindo problemas respiratórios leves e febre persistente, em média de 5 a 6 dias após a infecção (período médio de incubação de 5 a 6 dias, intervalo de 1 a 14 dias). A febre é persistente, ao contrário de casos observados de gripe por influenza. A febre pode não estar presente em alguns casos, como, ocorre em pacientes jovens, idosos, imunossuprimidos ou em algumas situações que possam ter utilizado medicamento antitérmico. Pesquisas recentes demostram que a doença em crianças parece ser rara e leve, com aproximadamente 2,4% do total de casos notificados entre pessoas com menos de 19 anos, contudo mortal acima dessa faixa etária.

TRANSMISSÃO

A transmissão ocorre: pelo toque do aperto de mão; gotículas de saliva; espirro; tosse; catarro; conjuntivite, falta de paladar; objetos ou superfícies contaminadas: mesas, celulares, maçanetas, brinquedos, teclados de computador, roupas, etc...

DIAGNÓSTICO: O diagnóstico da COVID-19 é feito por todos profissionais de saúde: médicos, enfermeiras e fisioterapeutas, etc... aonde avaliam -se os sinais clínicos: Quadro respiratório agudo; sensação febril, (pode ou não estar presente); tosse; dor de garganta e ou coriza; dificuldade respiratória que é chamada de Síndrome Respiratória aguda grave; saturação de oxigênio abaixo de 92%; raio x de tórax; dificuldade de respirar ou pressão persistente no tórax; coloração azulada lábios ou rosto.

O diagnóstico definitivo do novo coronavírus é feito com a coleta de materiais respiratórios (aspiração de vias aéreas ou indução de escarro); o diagnóstico laboratorial para identificação do vírus é realizado por meio das técnicas de proteína C reativa em tempo real e sequenciamento parcial ou total do genoma viral; orienta-se a coleta de aspirado de nasofaringe ou swabs, combinado (nasal/oral) ou também amostra de secreção respiratória, (escarro ou lavado traqueal ou lavado bronco alveolar).

Para confirmar a doença é necessário realizar exames de biologia molecular que detecte o RNA viral. O médico deve solicitar exame laboratoriais: biologia molecular (RT-PCR em tempo real) que diagnostica a COVID-19, a Influenza ou a presença de Vírus Sincicial Respiratório (VSR). O Teste Imunológico (teste rápido) que detecta, ou não, a presença de anticorpos em amostras coletadas somente após o sétimo dia de início dos sintomas.

O COVID 19 requer reconhecimento de padrões de imagem com base no tempo de infecção, sendo importante para entender a fisiopatologia e a história natural da infecção e assim ajudar na progressão prevista do paciente e no potencial desenvolvimento de complicações futuras.

Para o diagnóstico e tratamento é de suma valia os exames de radiologia, os achados da TC de tórax na COVID-19, irão detectar a duração da infecção. Foram caracterizados os achados da TC de tórax de 121 pacientes infectados com COVID-19 na China em relação ao tempo entre o início dos sintomas e a tomografia inicial. A hipótese era de que certos achados da TC podem ser mais comuns, dependendo do tempo decorrido da infecção.

Segundo pesquisas recentes, foram relatadas em imagens radiológicas frequência de opacidades e consolidação de vidro fosco muito menor no grupo precoce de sintomas, em comparação com os grupos intermediário e tardio de sintomas. Concluíram que 16 dos 36 pacientes precoces (44%) apresentaram opacidades pulmonares, se comparados 30 dos 33 pacientes intermediários (91%) e 24 dos 25 (96%) pacientes tardios. Após exames de radiologia foi detectado envolvimento pulmonar bilateral em 10 dos 36 pacientes precoces (28%), 25 dos 33 pacientes intermediários (76%) e 22 dos 25 pacientes tardios (88%). Estudos laboratoriais também descreveram que opacidades lineares, padrão de pavimentação em mosaico e sinal do halo invertido estavam ausentes no grupo precoce, mas vigentes no grupo tardio em 5 (20%), 5 (20%) e 1 (4%) dos casos estudados.

PROTEÇÃO

A proteção contra o COVID19 é lavar as mãos até cotovelos

com frequência, (água e sabão, ou álcool em gel 70%0; se tossir ou espirrar, cubra nariz e boca com lenço ou com o braço; usar máscaras e as troque a cada duas horas e coloque para lavar; evitar tocar olhos, nariz e boca com as mãos não lavadas; manter distância mínima de cerca de 2 metros de qualquer pessoa; evitar abraços, beijos e apertos de mãos; higienizar com frequência o celular e os brinquedos das crianças.

TRATAMENTO/VACINAÇÃO

O tratamento é feito com: azitromicina; heparina; corticoides; lopinavir + ritonavir em conjunto com Interferon beta-1b + em conjunto com Interferon beta-1b + ribavirin e plasma. Entre outros que estão sendo pesquisados, mas não é objeto de nossa pesquisa. Atualmente a VACINAÇÃO é a prevencção e amenzia todos os quadros da doença.

Graças a Medicina não temos mais o desfecho desse quadro qua é a intubação, ou seja, a admissão em unidade de terapia intensiva (UTI), o uso de ventilação ou morte, O período médio de incubação foi de 4 dias, porém no Brasil observamos que a média varia de duas semanas a 4 semanas de intubação, isso varia muito da individualidade biológica e imunidade de cada paciente. Nosso livro irá tratar da reabilitação/ da crua após a extubação, no qual a pessoas estará muito debilitada tanto na capacidade cardiorrespiratória quanto motora.

Na fisioterapia está se observando que exercícios utilizados na terapia da reabilitação pulmonar que incluam exercícios com a respiração do Método Pilates mostraram eficazes na nesse tipo de reabilitação. Esses tipos de atividades físicas baseadas na interação corpo-mente vêm aumentando sua popularidade no mundo todo atualmente, modalidade considerada uma prática heterogênea que reúne diversos componentes, como: eficiência musculoesquelética, controle da respiração, concentração mental e interação psicossocial. Estudos atuais apontam que o Pilates é caracterizado como uma atividade aeróbia de moderada intensidade (50-60% do consumo máximo de oxigênio – VO2 máx.), de acordo com as diretrizes do Colégio Americano de Medicina do Esporte.

A série proposta de exercícios de Mat Pilates pode dispensar a utilização de qualquer equipamento, sendo por este motivo de baixo custo, (se for sem aparelhos), a série é contínua sem a necessidade de dividir a prática em alongamento, fortalecimento, resistência e exercícios aeróbios, é uma técnica global e completa), usando apenas o próprio corpo. A minha proposta não é formar mestres, mas sim que a pratica seja para todos e na "cura" dessa patologia existente, por este motivo a prática se resume a uma série simplificada de Pilates. A quantidade de movimentos assim como a amplitude dos mesmos foi de acordo com a condição física e evolução de cada paciente/aluno, respeitando a individualidade biológica, capacidade funcional, idade e destreza.

De acordo com Wellset et al, (2018), o fundamento tradicionalmente conhecido do método Pilates é o controle da respiração. Nas sessões de Pilates, durante a realização dos exercícios, a estabilização da coluna vertebral promove grande recrutamento do músculo transversal do abdome e do músculo oblíquo interno, quando associado ao controle respiratório do movimento de flexão do tronco, o que resulta em efeitos positivos na mobilização toracoabdominal, função pulmonar e força muscular respiratória.

De acordo com pesquisas recentes, o padrão respiratório utilizado por todas as escolas do método Pilates é a "respiração lateral, porque ela é capaz de evitar a expansão da região abdominal durante as inspirações. Ao utilizar predominantemente o tórax e os músculos da caixa torácica, favorece a expansão lateral da caixa torácica, aumentando o espaço para a expansão pulmonar e aumentando volumes os pulmonares em indivíduos, já que o princípio exige da respiração uma expiração máxima durante os exercícios. Essa expiração máxima é realizada pelos músculos reto abdominal, oblíquo interno e externo e transverso abdominal. Diante desses fatores foi constatado que o método Pilates é eficaz no reforço dos músculos da parede abdominal devido à hipertrofia deles, particularmente do reto abdominal. Contudo, também foi observado que com a retroversão pélvica realizada durante os exercícios do Pilates o músculo diafragma fica em posição de alongamento devido a sua inserção, este e o principal musculo inspiratório, esse alongamento resulta no aumento da força muscular, que em nosso estudo pode ser um fator para o aumento da força muscular inspiratória.

O treinamento dos Método Pilates resulta na melhora da força e resistência dos músculos inspiratórios e expiratórios, graças as posturas utilizadas pelo método Pilates, associadas do método com a respiração. Estudos provaram que houve na força muscular expiratória um aumento de 17,9%, e na força muscular inspiratória um aumento de 11,59%, após um trabalho de sessões de 60 minutos duas vezes por semana por 24 sessões.

4.8.1 COVID: EXERCÍCIOS DE RESPIRAÇÃO DO MÉTODO PILATES:

Todos os exercícios estão associados à respiração, na inspiração se prepara para o movimento, na expiração ocorre a execução. Os músculos inspiratórios são: diafragma, os músculos intercostais externos, músculo esternocleidomastóideo e músculos escalenos; os músculos expiratórios, são: na expiração fisiológica que ocorre de forma passiva pelo relaxamento dos músculos do diafragma e intercostais externos. Na expiração forçada é por ação dos músculos reto abdominal, oblíquo interno e oblíquo externo, músculo transverso do abdômen e os intercostais internos, capazes de diminuir a caixa torácica elevando o músculo diafragma e fechando as costelas.

Na execução dos exercícios, diversos músculos são ativados, principalmente os músculos envolvidos na respiração, em especial os músculos expiratórios, que permanecem contraídos durante toda a fase inspiratória e expiratória. O padrão de respiração do Método Pilates é considerado uma terapia por reduzir o ritmo e aumentar a profundidade. É conhecido como "respiração lateral", usa-se predominantemente o tórax e os músculos da caixa torácica, favorece a expansão lateral torácica que aumenta o espaço para expansão pulmonar. Durante a realização dos exercícios, a estabilização da coluna vertebral promove intenso recrutamento do músculo transversal do abdome e do músculo oblíquo interno, especialmente quando ocorre a associação do controle respiratório ao movimento de flexão do tronco.

A "respiração lateral" evita a expansão da região abdominal durante as inspirações. Porque utiliza predominantemente o tórax e os músculos da caixa torácica, beneficiando a expansão lateral da caixa torácica, aumentando o espaço para a expansão pulmonar, consequentemente influência no aumento dos volumes pulmonares em indivíduos saudáveis e portadores de doenças crônicas.

A respiração no Pilates deve ser lenta durante todo o momento, de forma contínua, com inspirações e expirações de mesma duração, permitindo o "intercâmbio" entre oxigênio e dióxido de carbono em todo o corpo. A duração das inspirações e expirações varia em função do nível do aluno, sendo recomendado três tempos de inspiração e expiração para alunos principiantes, cinco tempos para alunos de nível intermediário e oito tempos para alunos avançados. A respiração no Pilates é capaz de auxiliar a oxigenação do sangue e evitar tensões desnecessárias. A inspiração é profunda, expandindo as costelas para os lados e fazendo força na parte inferior. A expiração acontece quando você contrai o músculo, soltando o ar a partir debaixo, contraindo o abdômen e afundando o umbigo, "encolhendo", como se fosse encostar-se à coluna vertebral. Esse tipo de expiração facilita a mobilização da coluna e deixa os exercícios mais eficientes, fluidos e concentrados.

Durante a prática de uma sessão de Pilates, quando realizamos uma respiração correta, na qual intervém o movimento diafragmático, este produz pressões no ventre que atuarão de forma direta e eficiente para melhorar a digestão, como se no nosso organismo recebe se uma massagem sobre todos os órgãos e músculos e os revitalizassem, exemplo: (fígado, intestino, rins, pâncreas, etc...), melhorando e aumentando as secreções que eles dispõem. A respiração influi para destruir e eliminar as toxinas que se formam no corpo, alterando os resíduos, estabilizando as funções orgânicas e fortalecendo os organismos debilitados, aumentando assim a imunidade do paciente.

O programa de exercícios deve ser realizado 2 vezes na semana por 60 minutos, Mat. Pilates (solo), 2 séries x de 10 repetições, são 20 exercícios completos para você realizar como paciente ou fisioterapeuta.

5. DICAS DE UMA RESPIRAÇÃO PERFEITA

Respirar é librar todos esforços, tensões e angustias do dia a dia, a mente deve ser acalmada, para que o estresse diário não consuma seu corpo com substâncias toxicas, verdadeiros venenos. Maus hábitos de respiração tornam-se um vício, nossos corpos ficam agitados e ansiosos, lutam pela sobrevivência e liberam cortisol, respondendo ao stress moderno da globalização, consumismo e trabalho escrava sociedade capitalista. Nossa proposta é reabilitar muitos pacientes vindo do COVID19 (sequelas), assim como todas as outras doenças causadoras de distúrbios respiratórios, tanto cardiovasculares e metabólicos, com asma, bronquite, diabetes, ansiedade, depressão e ou (transtornos psiquiátricos e de estresse).

Quando realizamos a inspiração do Pilates, oxigena- mos todas as células do nosso corpo, aumentamos os espaços entre as vertebras e articulações e assim diminuimos qualiqer dor articular e muscular do nosso corpo.

Quando nos movimentamos, o movimento assume a qualidade poderosa metamorfose iniciada pela respiração com a quantidade necessária de esforço, sem sobrecarregar o corpo, onde pode causar lesões e exaustão, diminuição de resultados rigidez de movimentos espiração: corpo e da mente.

Pós Exercícios de respiração: ajoelhe por de trás da bola, deite de frente para ela, decúbito ventral. Realiza movimentos curtos, role sobre a bola. Coloque as mãos no solo e mantenha afastada, os polegares dos pés devem estar solos. Coloque tensão em seu alongamento, onde sua cabeça fique a cerca de 2cm do chão. Sinta sua coluna relaxar, respire expandido a caixa torácica, (afastando as escapulas), respire profundamente com abdômen percebendo todos os músculos pélvicos relaxam com a respiração calma e controlada.

5.1 DESCRIÇÃO DOS EXERCÍCIOS RESPIRATÓRIOS E FUNDAMENTAIS:

1)<u>Alongamento axial:</u>

Execução: sentada bola suíça (joelhos alinhados com tornozelos; separado a distância do quadril), alongar coluna para o teto, encontrar melhor postura, conseguir mobilidade coluna e identificar pelve neutra.

Execução: pés firmemente posicionados colocar cóccix para frente e deixar bola rolar suavemente sob a paciente; retornar posição neutra. Puxar cóccix para trás e role a bola para frente, repita 6 vezes. Pescoço alongado.

2) <u>Exercícios Respiratórios:</u> (Respiração Abdominal e Torácica): ´

a) <u>Respiração Total</u>: em decúbito dorsal, ensino dos exercícios de respiração, o método Pilates. Direcionar a respiração para diferentes lugares do corpo:

b) <u>Respiração abdominal</u>: role a bola até seu abdômen, (inspire pelo nariz a até encher o abdômen de ar, expire pela boa até eliminar o ar do abdômen). Perceba que a bola sobe suavemente quando o abdômen se enche de ar e abaixa quando ele esvazia.

c)<u>Respiração Torácica</u>: Decúbito dorsal solo, pernas fletidas, ensino da contração do transverso, com as mãos no abdômen, role a bola até onde termina o esterno e começa a caixa torácica, inspire para expandir a parte posterior da caixa torácica, expire para fechar a parte frontal do corpo. Por fim respire profundamente realizando 10 respirações com 10 contrações (como se o umbigo fosse no centro da terra, sugar abdômen, sem movimentar pelve), (fig.2c).

d) <u>Respiração Centro da Terra</u>: em decúbito dorsal, pés apoiados no solo, colocar as mãos sobre o abdômen, mantenha uma posição confortável, inspire pelo nariz e ao expirar pela boca, imagine que seu abdômen irá para o centro da terra (solte o ar), imagine que existe um fio que passará por dentro de seu umbigo, (dentro do seu corpo) e irá "furar" o chão, sugando seu abdômen para dentro, para o centro da terra, imagine seu umbigo aparecendo nas costas, porém a força e tão grande que o puxa para centro da terra, que você automaticamente acionará o abdômen, e sua coluna ficara neutra, se caso estiver em hiperextensão, (repita 2 series de 15 vezes).

e) <u>Respiração com Acessório</u>: Sente -se numa cadeira ou bola suíça, se possível de frente para um espelho, um lenço ou toalha na porção média de suas costas (linha média) ou alça do sutiã, abaixo axilas; puxe as pontas com força, com os cotovelos fletidos e elevados na altura dos ombros, devem estar apontados para fora e para o lado; inspire pelo nariz e sinta as costelas empurrarem o lenço ou toalha para fora, relaxe os ombros ao mesmo tempo e não os deixe passar da altura dos ombros. Expire pela boca, enquanto aperta delicadamente o lenço ou toalha e sinta as costelas movendo -se para dentro de uma maneira lenta e controlada. Repita 2 series de 15 repetições.

f) <u>Respirando Dorsalmente:</u> Sente- se numa cadeira na frente de um espelho, inspire pelo nariz e tente direcionar o ar para as costas, impeça que seus ombros se curvem a frente, imagine que os músculos intercostais entre as costelas estão se alongando para fora, conte até 5. Expire pela boca enquanto conte até 7. Repita 12 vezes o exercício de forma suave, lenta e coordenada.

g) <u>Respiração torácica em concha</u>: ajoelhar no solo, estenda os braços para frente segurando a bola suíça ou bola pequena (Ball), coloque as mãos na lateral da bola. Encoste seus pés no glúteo, se puder, calcanhar nos glúteos e relaxe coluna cervical. Inspire pelo nariz e expanda os espaços intercostais, expire pela boca, repita a respiração devagar, profunda e sincronizada 2 séries de 7 vezes.

h) <u>Respiração Centro dimensional com bolo suíça):</u> O diafragma é uma parede muscular em forma de cúpula entre o peito e o abdômen, é o primeiro músculo da respiração, pode se mover para cima, para baixo e para os lados, aproveite isso em seus exercícios respiratórios. Segure uma bola suíça e a utilize para auxilia ló a levar a respiração para a caixa torácica, imagine expandi la horizontalmente e verticalmente, você não deve forçar a inspiração, a expiração completa cria um vácuo que faz com que os ao ar possa ser puxado pelos pulmões, não bloqueia a respiração, nada de apneia, (fig. 2h).

i) <u>Respiração lateral fluente</u>; O paciente deve -se ajoelhar no solo, seu lado direto deve ficar ao lado da bola suíça, bem perto da mesma. Manter seu joelho direto flexionado (o perto da bola), e aperna acima estendida com pé apoiado ao solo. Coloque seu peso para o lado direito na bola, relaxando na mesma, braços acima da cabeça, a mão do braço direito encosta no solo. Relaxe a cabeça sobre o braço direito, braço esquerdo acima encostada na orelha, de forma confortável. Inspire para o lado esquerdo da caixa torácica, expire e repita 7 vezes lentamente e profundamente. Antes de mover se para o lado esquerdo, sinta uma expansão maior no lado esquerdo da caixa torácica e na região lateral do tronco. Repita tudo do lado esquerdo na mesma dinâmica.

3) <u>Posição de concha:</u> posição perfeita para direcionar a respiração para todos espaços intercostais, afastando escápulas; alongando osso do sacro, coluna lombar e torácica. Sentar paciente em cima calcanhar, com flexão de tronco, relaxar coluna cervical, braços ao longo do corpo, (lateral ao corpo e rente ao corpo); inspirar pelo nariz para expandir espaços intercostais; expire pela boca; repita 5 vezes.

4) <u>Spine Strech</u>: Alongamento de coluna para frente, direção aos pés: alongamento de coluna para frente: Execução: sentado, (alongamento posterior coluna), inspire inicie o movimento com uma flexão da coluna a frente, com rolamento vertebral e controle abdominal, ao mesmo tempo que você segurando um cabo ou bastão tenta alcançar os pés ou ultrapassa-los, expire nessa hora, com os braços alongados o máximo possível, repetir 10 vezes, (fig.6).

5) <u>Contração Abdominal transverso</u>: decúbito dorsal solo, pernas fletidas, ensino da contração do transverso, com as mãos no abdômen, realizando 10 respirações com contrações, (como se o umbigo fosse no centro da terra, sugar abdômen, sem movimentar pelve).

6) <u>The hundred: 1 tipo</u>: 1. Execução: decúbito dorsal, joelhos fletidos, direção peito, inspire profundo, ao expirar sinta o peito e abdômen aprofundarem no mat, eleve a cabeça, com ombro para baixo, olhe umbigo, alongue braços lado corpo, balance os braços estendidos, bombeando para cima e para baixo, inspire contando 5 oscilações. Tipo 2, (pernas estendidas).

7) <u>The roll-up</u>: fortalece coluna e mobiliza vértebras. Execução: decúbito dorsal alongue o corpo, estenda braços atrás cabeça e pernas no solo, como se fosse espreguiçar-se; contrair glúteos, flexão plantar nos pés, direcione queixo para peito, o peito sobre as costelas, as costelas sobre o abdômen, abdômen sobre quadris, alongando –se para frente, expire tentando levantar-se para fora dos quadris e acima coxas, manter umbigo pressionado para coluna; inicie a volta ,deslize levemente o cóccix para baixo, inspire enquanto começa a pressionar umbigo para coluna; reverta sequência do exercício , explicado anteriormente, repita 10 vezes.

8) <u>Swan front</u> (nadando de frente): fortalece paravertebrais e alongamento musculatura anterior. Execução: decúbito dorsal no solo, quadril apoiado no chão, pernas juntas estendidas. Movimento: inspirar e realizar extensão coluna, estender

cotovelos, olhar no horizonte, braços estendidos, expirar e voltar posição inicial, repetir 10 vezes.

9) <u>Shoulder Bridget com fit Ball ou magic circle</u>: mobiliza coluna, fortalece glúteo, bíceps femoral, posteriores de coxa e períneo, gêmeos).

Execução: decúbito dorsal, apoiar apenas pontas dos pés no solo, inspirar elevar quadril com fit bal entre as pernas apertando –a (segurar "xixi"), espire e vá voltando lentamente a posição inicial, repita 10 vezes.

10) <u>Marmeid–Sereia</u>: Execução: sentar no chão, coluna reta e pernas cruzadas, braços abertos na altura ombro, estendidos. Movimento: inspirar fazendo uma flexão de tronco lateral, membros superiores sempre estendidos, ir descendo lateralmente, colocar a mão esquerda no chão e o braço direito perto da orelha estendido, sem retirar glúteos do solo, expirando ar; retornar crescendo axialmente, pescoço acompanha movimento sem torções. Repetir 10 vezes cada lado.

6. OBESIDADE:

As doenças crônicas não transmissíveis, como as cardiovasculares, tem se concentrado em torno de fatores genéticos, metabólicos e estilo de vida, principalmente relacionadas à atividade física e dieta.

A obesidade é considerada um distúrbio crônico não transmissível, possui fatores genéticos, metabólicos e de estilo de vida, caracterizado pelo acúmulo excessivo de tecido adiposo no organismo, obesidade compromete diversos sistemas, incluindo o cardiorrespiratório, promovendo alterações na tolerância ao exercício, na mecânica e no padrão respiratório, na força muscular e nas trocas gasosas, sobrecarregando o sistema, sendo risco para doenças cardiovasculares. A obesidade é um grande fator de risco pela covid 19, e de preocupação mundial na saúde pública. O Método Pilates tem como objetivo melhorar o condicionamento físico, estimular a circulação cardiovascular e respiratória, trabalhar a coordenação motora, promover flexibilidade, coordenar a respiração, melhorar as dores articulares e musculares, melhorar a qualidade de vida, capacidade funcional e saúde mental e na diminuição dos riscos cardiovasculares. A sessões são estipuladas 2 vezes por semana, pelo menos por 3 meses de tratamento.

6.1 EXERCÍCIOS OBESIDADE:

1) <u>Respiração adequada e com acionamento do períneo e do transverso do abdome:</u> O primeiro é aprender a realizar a respiração corretamente e ativar o períneo e o transverso, para que o exercício seja executado de forma eficaz, e com estabilidade. A inspiração é realizada pelo nariz e durante a contração concêntrica, e a expiração é realizada pela boca durante a contração excêntrica, sendo o ciclo respiratório completo predominantemente abdominal.

a) <u>Respiração Total:</u> em decúbito dorsal, ensino dos exercícios de respiração, o método Pilates. Direcionar a respiração para diferentes lugares do corpo.

b) <u>Respiração abdominal:</u> role a bola até seu abdômen, (inspire pelo nariz a até encher o abdômen de ar, expire pela boa até eliminar o ar do abdômen). Perceba que a bola sobe suavemente quando o abdômen se enche de ar e abaixa quando ele esvazia.

c) <u>Respiração Torácica:</u> Decúbito dorsal solo, pernas fletidas, ensino da contração do transverso, com as mãos no abdômen, role a bola até onde termina o esterno e começa a caixa torácica, inspire para expandir a parte posterior da caixa torácica, expire para fechar a parte frontal do corpo. Por fim respire profundamente realizando 10 respirações com 10 contrações (como se o umbigo fosse no centro da terra, sugar abdômen, sem movimentar pelve).

2. <u>Exercício com membros superiores</u> (Membros Superiores): com tonining ball ou halter/associado à estabilização pélvica: O paciente permanece em decúbito dorsal (Décubito Dorsal), mantendo os Membros Superiores em

abdução e as palmas das mãos viradas para cima, segurando o tonning ball. Um dos membros inferiores (Membros Inferiores) é posicionado em flexão e o outro em extensão. Durante a expiração, o indivíduo executa adução dos Membros Superiores à frente do tronco associado à elevação da perna que se encontra em extensão. Durante a inspiração, os membros retornam lentamente à posição inicial. A seguir, o mesmo processo é realizado com a perna contraria.

3. <u>Exercício de Membros Superiores com thera-band</u>: O indivíduo sentado sobre a bola suíça, os Membros Inferiores permaneçam em ângulo de 90° e os pés fiquem apoiados no solo. O indivíduo mantém a coluna ereta e com os Membros Superiores elevados à frente do tronco segurando o thera-band. Durante a expiração, realiza uma abdução dos Membros Superiores de forma a tracionar o thera-band. Durante a inspiração, os Membros Superiores retornam lentamente à posição inicial.

4. <u>Trabalho de Adução/Crucifixo/ Membros Superiores na bola suíça com halter</u>: O indivíduo se posiciona em Décubito dorsal sobre a bola suíça, de forma que a cabeça, a cervical e a cintura escapular estejam apoiadas, e a lombar e os glúteos sejam sustentados pela contração da musculatura abdominal, mantendo os Membros Inferiores em ângulo de 90°. Os Membros Superiores estendidos, com as palmas das mãos viradas para o solo segurando o halter. Ao expirar, o indivíduo eleva os Membros Superiores acima da cabeça sem flexionar e sem perder a contração do abdome. Ao inspirar, o indivíduo retorna lentamente à posição inicial.

5. <u>Marmeid: alongamento lateral do tronco/Bola suíça</u>: Execução: sentar no chão, coluna reta e pernas cruzadas, braços abertos na altura ombro, estendidos. Movimento: inspirar fazendo uma flexão de tronco lateral, membros superiores sempre estendidos, ir descendo lateralmente, colocar a mão esquerda no chão e o braço direito perto da orelha estendido, sem retirar glúteos do solo, expirando ar; retornar crescendo

axialmente, pescoço acompanha movimento sem torções. Repetir 10 vezes cada lado.

6. <u>Trabalho de Membros inferiores associado ao tonning ball:</u> O indivíduo se senta na bola suíça, mantendo a coluna ereta, os calcanhares apoiados em bolinhas e os membros inferiores estendidos ao longo do corpo, de modo que as palmas das mãos fiquem viradas para o solo segurando o tonning ball/ (ou halter de 2/3 kg) Durante a expiração, os Membros inferiores amassam (apertam a bolinhas de tênis) ao solo de forma associada à elevação dos Membros superiores e membros inferiores, retornam à posição inicial de forma lenta durante a inspiração.

7<u>. Trabalho de Membros Inferiores associado ao Magic disc:</u> O indivíduo em pé, bola suíça a apoiada na parede deve-se encostar a coluna lombar na bola e agachar. A posição dos Membros Superiores é segurando na altura dos ombros o Magic disc. Durante a expiração, associar à adução dos Membro Superiores, aperte o Magic disc. O indivíduo volta lentamente à posição inicial e repete o processo 2 séries de 13 repetições.

8<u>. Cavalo com Bola suíça e Magic circle</u>: O indivíduo sentado na bola com abdução do Membros Inferiores e segurando o Magic circle à altura do tórax. Durante a expiração, realiza uma isometria dos adutores de coxa e dos glúteos no aparelho associado à isometria dos Membros Superiores ao apertar o Magic circle, e volta à posição inicial durante a inspiração. O indivíduo deve ser capaz de aumentar o tempo de isometria gradualmente.

9. <u>Rollover /Rolando para trás:</u> fortalece abdominais e mobilizar coluna) Execução: decúbito dorsal alongue o corpo ,estenda braços segure a barra de madeira (caso seja no Cadillac), presa a molas longas , pernas estendidas no solo, como se fosse espreguiçar-se; contrair glúteos, flexão plantar nos pés, direcione queixo para peito, o peito sobre as costelas, as costelas sobre o abdômen, abdômen sobre quadris, alongando –se para frente, expire tentando levantar-se para fora dos quadris e

acima coxas, manter umbigo pressionado para coluna; inicie a volta, deslize levemente o cóccix para baixo, inspire enquanto começa a pressionar umbigo para coluna; reverta sequência do exercício ,explicado anteriormente, repita 5 vezes, (Cadillac) ou mat.

10. <u>Elevação Lateral Unilateral/ bilteral:</u> O indivíduo em pé, a coluna permanece ereta e o olhar à frente, segurando elástico em um braço, com leve flexão de cotovelos e com as palmas das mãos voltadas para baixo, deve se pisar contralateral no elástico. Durante a expiração, o elástico é puxado no sentido superior e posterior eabduzido em relação ao indivíduo, e retorna à posição inicial durante a inspiração, repita na outra perna, 2 series de13 repetições.

11. <u>Alongamento das cadeia posterior do tronco:</u> o indivíduo permanece sentado solo de frente a uma parede segura um bastão, (pode ser realizado sem bastão). Os Membros Inferiores permanecem em extensão e com os pés apoiados na parede, pernas levemente afastadas, enquanto os Membros Superiores seguram a barra na altura dos ombros. Durante a expiração, o indivíduo inclina o tronco para frente ao mesmo tempo em que empurra a barra, mantendo os Membros Superiores e os Membros Inferiores estendidos, a fim de promover um alongamento de toda a cadeia posterior do tronco.

7. A CURA DOENÇA NEUROLÓGICAS:

O Método Pilates está sendo cada vez mais importante como mais um aliado na reabilitação neurológica de pacientes que apresentam sintomas que causam limitações funcionais, se mostrando cada vez mais benéfica para melhora na qualidade de vida e nas funções motoras e respiratórias. Dentre as doenças neurológicas, encontram-se as: atrofia muscular espinhal, (subdivisões), distrofias neuromusculares como a esclerose lateral amiotrófica, (ELA), paraparesia espástica familiar, paraparesia espástica tropical, traumatismo crânio encefálico, neuropatias periféricas, mielite transversa, aneurisma, tumores cerebrais, distonias musculares.

A lista de doenças neurológicas é inúmera, de vários tipos e algumas especificas só para adultos e outras só para crianças, por isso vou me ater apenas a doenças "mais comuns" em uma faixa etária mais experiente, (adultos), segundo dados da Organização Mundial de Saúde, (OMS). O acidente vascular cerebral (AVC) é a primeira causa de morte e incapacidade no Brasil e a Doença de Parkinson, atinge 1% da população com mais de 65 anos. A Organização Mundial de Saúde, (ONU), contabilizou em 2017, 24,3 milhões de pessoas sofrem do mal de Alzheimer e de outros tipos debilitantes de demência.

Por este motivo, os exercícios de Pilates irão se ater apenas nessas 5 doenças neurológicas. Os exercícios do método envolvem contrações isométricas e isotônicas, com ressalto na atividade do power house conhecido como o centro de força e que corresponde à região que compreende os grupos musculares de suporte entre áreas da cintura pélvica e escapular, que são encarregados pela estabilização estática e dinâmica do corpo. Porém, sabemos que estamos diante de possíveis sequelas neurológicas Pós Covid, podemos utilizar os mesmos exercícios seguindo o padrão de déficit motor dessas doenças.

7.1 A CURA: ACIDENTE VASCULAR CEREBRAL(AVC):

É uma doença que acomete mais os homens que mulheres e é uma das principais causas de morte, incapacitação e internações em todo o mundo. Existem dois tipos de AVC, que ocorrem por motivos diferentes: AVC hemorrágico e AVC isquêmico, porém não podemos de citar os AITS (isquêmicos transitórios). Quanto mais rápido for o diagnóstico e o tratamento do AVC, maiores serão as chances de recuperação completa.

É sabido que os ataques isquêmicos transitórios (AITs), certamente duram poucos minutos (de 2 a 15 minutos); episódios abruptos, duram apenas poucos segundos, provavelmente não são AITs. Os AITs são caracterizados por casos de emergência. Eles estão para o infarto cerebral, assim como a angina instável está para o infarto agudo do miocárdio.

Os acidentes vasculares cerebrais isquêmicos (AVCIs). são classificados, segundo o mecanismo etiológico incluído, em: aterotrombótico, cardioembólico, lacunar e hemodinâmico. Pesquisas evidenciam que na maioria dos casos, os ataques isquêmicos transitórios (AITs), ocorrem antes de quase um terço dos indivíduos desenvolverem posteriormente um AVC.

Segundas pesquisas mundiais, ataques isquêmicos transitórios o AIT é definido como um breve episódio de perda da função cerebral, por causa da isquemia, está por sua vez pode estar localizada em uma porção do sistema nervoso central e suprida por um determinado sistema vascular, (carotídeo direito/ esquerdo ou vertebrobasilar), no qual não se encontra nenhuma outra causa. Eventualmente, os déficits devem durar menos de 24 horas. Porem os AITs geralmente duram poucos minutos (de 2 a 15 minutos). Quando ocorre episódios abruptos, estes pode durar apenas poucos segundos, e possivelmente não são AITs.

Existem condições incomuns que fogem a esse quadro fisiológico. Essa diferenciação é importante na prevenção secundária eficiente. Estudos cooperativos mostraram que, em pacientes sintomáticos com mais de 70% de estenose de carótida, a endarterectomia é efetiva na redução do risco de um AVC ipsilateral subsequente.

Em relação ao tratamento médico, na fase aguda dos AVCIs, pode incluir o uso de anticoagulantes, cuidados para não baixar indevidamente a pressão arterial, cuidados clínicos gerais e, em casos muito selecionados, o uso de agentes fibrinolíticos. Os AVCs hemorrágicos (AVCHs) representam aproximadamente 10% dos AVCs e tendem a ocorrer mais cedo que os infartos. A hipertensão arterial e o aumento da idade são os principais fatores de risco para o AVCH.

O Sistema Nervoso Central e se caracteriza como uma disfunção neurológica de origem vascular que compromete áreas focais ou globais no cérebro. Com relação às consequências, a lesão acarreta distúrbios sensitivos, motores, alteração funcional no sistema respiratório, de percepção, cognitivos e psicológicos. Entre esses distúrbios, os motores são os mais evidentes, que causam limitação e incapacidade funcional no indivíduo.

A hemiparesia é o déficit padrão do AVE, que afeta o lado oposto ao da lesão, desenvolvendo alterações na postura e na movimentação do membro afetado, causando déficits na capacidade funcional do indivíduo. Observamos também a hipotonia da musculatura do tronco, que pode levar a prejuízos biomecânicos e falta de coordenação, alteração na visão (em um ou ambos os olhos); alteração no equilíbrio, dor de cabeça súbita, intensa, sem causa aparente fraqueza muscular, membros pesados, parestesia na face e no braço e na perna do lado afetado, vertigem, alteração da marcha, diversas alterações no paciente com sequelas do AVE, formas de intervenções vêm sendo comumente utilizadas com o intuito melhorar a função motora e a assimetria postural.

O Método Pilates, contribui para a melhora da postura do corpo humano, podendo ser utilizado como forma de tratamento para melhorar o uso do membro superior e inferior acometido, já que contribui para a estabilização central, controle neuromuscular, potência e resistência muscular. Método pode influenciar positivamente na reabilitação de indivíduos com AVE, promovendo a melhora da simetria de tronco por meio da estabilidade da escápula e da mobilidade do ombro, repercutindo na melhora da função do membro superior e inferior.

Lembrar que alterações sempre devem ocorrer, dependera muito de cada tipo de sequela, necessidade e capacidade individual de cada paciente, o fisioterapeuta irá medir o grau de dificuldade e adaptar o exercício proposto.

7.1.1 SEQUÊNCIA DE EXERCÍCIOS DO PILATES/ AVC:

1) <u>Exercícios respiratórios</u>: decúbito dorsal, ensino dos exercícios de respiração, o método Pilates. Direcionar a respiração para diferentes lugares do corpo: respiração abdominal; respiração torácica (colocar as mãos em cada região ou com a bola suíça e sentir a bola subir e descer em cada inspiração e expiração. Decúbito dorsal solo, pernas fletidas, ensino da contração do transverso, com as mãos no abdômen, realizando 10 respirações com contrações (como se o umbigo fosse no centro da terra, sugar abdômen, sem movimentar pelve).

2) <u>Marmeid: Sereia/ Bola suíça</u>: Execução: sentar no chão, coluna reta e pernas cruzadas, braços abertos na altura ombro, estendidos. Movimento: inspirar fazendo uma flexão de tronco lateral, membros superiores sempre estendidos, ir descendo lateralmente, colocar a mão esquerda no chão e o braço direito perto da orelha estendido, sem retirar glúteos do solo, expirando ar; retornar crescendo axialmente, pescoço acompanha movimento sem torções. Repetir 10 vezes cada lado.

3) <u>Agachamento na bola suíça</u>: posicionar o paciente em pé, apoie a bola na parede e as costas sobre a bola na região lombar. Posicione os dois pés levemente à frente afim de manter os membros inferiores paralelos e abduzidos na distância do quadril, os membros superiores ao lado do corpo. Inspire e flexione o quadril e joelhos, empurrando a bola contra a parede, expire e estenda os joelhos, retornando à posição inicial.

<u>Observações:</u> não realizar rotação do quadril, manter a pelve e a coluna neutra durante todo o exercício, não transferir

o peso corporal para frente e sim para a bola, mantendo a cabeça alinhada com o restante do tronco. Manter a organização entre cinturas pélvica e escapular para evitar que os joelhos passem a ponta dos pés da hora da flexão de joelhos e quadril. Todo cuidado é pouco, evitar as compensações aparentes, déficit de equilíbrio presente na maioria dos pacientes neurológicos, evitar a frustação do paciente caso não consiga realizar a atividade proposta, simplifique e adapte o exercício. Repetir essa série 2 com 13 repetições.

4) <u>Cat</u>, (gato): evoluindo sem auxilio e dissociação de membros: Paciente em seis apoios (mãos apoiadas no solo alinhadas com ombros, joelhos apoiados no solo e abduzidos na distância dos quadris, pés apoiados no solo e coluna e pelve neutras); inspirar antes de iniciar o movimento e em seguida, solicitar ao paciente que faça uma elevação dos joelhos do solo enquanto expira. O movimento evolui retirando uma mão do solo, uma mão e uma perna contralateral. Ao termino, retorne à posição inicial inspirando, repetir 10 vezes cada lado, ou manter a posição em isometria por 4 de 10 a 20 segundos, respeitando o limite do paciente.

5) <u>Shoulder Bridget (ponte), com evolução para disco de equilíbrio nos pés</u>: Décubito dorsal solo, pernas fletidas, elevar pelve, braços estendidos ao longo do corpo, suba e desça a pelve 2 vezes de 10 repetições. Pode ser usado disco de equilíbrio nos pés como acessório.

6) <u>Equilíbrio na Bola suiça</u>: Paciente sentado na bola suiça, em cima dos ísquios com quadris e joelhos flexionado e com pés apoiados no solo. Pelve e coluna neutras e os membros superiores ao lado do corpo com as mãos repousando sobre a bola. Inspire acione abdômen e prepare o movimento, expire e realize a extensão unilateral do joelho de forma alternada e retorne à posição inicial. No momento em que for realizar o movimento, o paciente não deve pressionar a bola com os membros superiores, repita 2 series de 7 vezes.

7) <u>The Swan</u>: alongar cadeia anterior do tronco e mobilizar a coluna vertebral. Em decúbito dorsal, apoie as mãos no solo paralelamente aos ombros. Estenda devagar os cotovelos e o tronco, realizando extensão da coluna. Mantenha sua cabeça alinhada com a coluna. Finalize retornando à posição inicial, repetir 2 series de 7 vezes.

8) <u>Swimming</u>: décubito ventral no solo, estender braços e pernas na linha do quadril, realizar uma pequena extensão cervical e torácica com os braços acompanhando as orelhas; no mesmo momento deve-se elevar os dois membros inferiores do solo. A posição deve-se ser sustentada e elevar ainda mais a perna direita e o braço esquerdo enquanto seus contralaterais descem, vá alternando, semelhante ao movimento do crawl na natação, os braços acompanham. Alternar o movimento dos membros inspirando em uma troca e expirando na outra, repita 15 a 20 vezes sem parar, 2 sequências, 2 series.

9) <u>Coordination na Bola Suíça</u>: Posicione o paciente décubito dorsal com membros inferiores em flexão de quadril, joelhos à 90 graus, ombros flexionados e cotovelos estendidos, a bola suíça está apoiada nos joelhos e as mãos segurando a mesma. Preparado o movimento, bola posicionada entre as mãos e os joelhos, inspire e realize a extensão do quadril e joelho, sem que o membro inferior encoste no solo, simultaneamente, flexione o ombro do membro superior contralateral até o prolongamento do corpo, (estenda braço oposto da perna, para trás da cabeça, quase encostado no solo, perto da orelha). Expire e retorne à posição inicial para realizar o outro lado. Mantenha cinturas escapular e pélvica apoiadas confortavelmente no solo e a pelve juntamente com a coluna neutras. Exercício ótimo para coordenação, concentração e fluidez de movimento de pacientes com AVC. Repetições:8 vezes.

10) <u>Spine Strech Forward com bola suíça</u>: (alongamento da coluna para frente): sentado, pernas estendidas e juntas, inspire eleve os braços estendidos na altura dos ombros, segurando a bola, expire e faça uma flexão de coluna tentando alcançar os

pés, repita 2 series de 13.

7.2 A CURA: MAL DE PARKINSON:

Definimos a doença de Parkinson como uma desordem neurodegenerativa que compromete os neurônios dopaminérgicos da substância negra, levando a déficit de dopamina no corpo estriado, que dificulta a modulação do movimento, predomina em pessoas idosas, mas pode ocorrer esporadicamente em adultos jovens, indivíduos com idade inferior a 40 anos podem ser acometidos pela síndrome. A prevalência aumenta com a idade, chegando a 1% em indivíduos acima de 60 anos, afeta uma em cada mil pessoas acima de 65 anos, e uma em cada cem pessoas acima de 75 anos. Tem como características sinais cardinais de tremor de repouso, rigidez de movimentos, bradicinesia (é a lentidão e à dificuldade na manutenção dos movimentos) e instabilidade postural; pobreza de movimentos, (oligocinesia); redução na velocidade, alcance e amplitude - hipocinesia; dificuldade em iniciar o movimento (acinesia/ ausência de movimento,); características faciais - face em máscara; alterações musculoesqueléticas, contraturas, fadiga, desenvolvimento de posturas fixas anormais; distúrbios da marcha, (padrão de marcha "em bloco", festinante) e presença do freezing (interrupção abrupta da marcha); disfunção da deglutição e comunicação; distúrbios visuais e sensório-motores e alterações cardiopulmonares. Os comprometimentos secundários são de ordem cognitiva, afetiva e autonômica, gerando dependência funcional do indivíduo.

A doença de Parkinson é crônica e progressiva do sistema nervoso central (SNC) de etiologia ainda desconhecida, porém acredita-se que fatores genéticos e ambientais podem contribuir para seu aparecimento. É definida pela degeneração de neurônios dopaminérgicos da "pars" compacta da substância negra mesocefálica, resultando na atrofia e à degeneração dos núcleos da base. O neurotransmissor dopamina influencia o funcionamento da via direta ativada por meio da projeção córtico-estriatal, que é inibitória, por sua vez ocorre a pausa no globo pálido interno que libera o tálamo, excitando o córtex cerebral; com isso a ativação da via indireta inibe o globo pálido interno, resultando na inibição do tálamo com projeção tálamocortical. Como decorrência temos as duas vias apresentando efeitos antagônicos nas células do tálamo, (a direta facilitando o movimento e a indireta abolindo movimentos involuntários indesejados). A dopamina influencia o funcionamento desse circuito, mas com o seu déficit a via direta que facilita o movimento fica inibida e a via indireta, que é normalmente inibitória, encontra-se ativada. Por este motivo as ordens para o movimento acontecer são passadas de maneira adulterada, resultando na desordem que acarretará distúrbios no sistema motor, consequentemente em uma disfunção dos padrões de movimento.

O Método Pilates na doença de Parkinson mostrou múltiplos benefícios para os parkinsonianos, como um sistema de exercícios físicos que integra o corpo e a mente, proporcionando controle postural, força, flexibilidade, equilíbrio muscular, consciência e percepção do movimento corporal.

Com a avanço da doença de Parkinson, vemos as s reações posturais se tronarem cada vez mais comprometidas, exacerbando os sintomas de rigidez, fraqueza, diminuição da produção de torque muscular, perda da amplitude de movimento disponível, principalmente nos movimentos do tronco. Os músculos extensores do tronco demonstram maior fraqueza que os músculos flexores, o que ocasiona em pacientes portadores Parkson uma postura mais fletida e curvada, com aumento de flexão de pescoço, tronco, quadris e joelhos. Essa mudança provoca alteração na posição do centro de alinhamento, que é deslocado anteriormente, posicionando o paciente nos limites anteriores de estabilidade, mudando seu cento de gravidade corporal. O posicionamento encurvado e a anteriorização da cabeça que desloca o centro de gravidade para frente em contribuir para o desenvolvimento de marcha festinada, qualificada por aumento progressivo na velocidade com encurtamento da passada.

A marcha desse paciente resultará em vários passos curtos, (diminuição da passada), onde há uma necessidade emergente de estar sempre mais à frente do que ele consegue de fato. Essa alteração evolui para correr ou trotar aumentando mais ainda a instabilidade na marcha. Essa marcha também apresenta pobreza de movimentos, diminuição considerada de velocidade, concomitamnente com movimentos de tronco, pelve e o balanço dos braços abreviados. Já na posição ortostática, ocorre pouca flexão em todas as articulações, ocasionando à postura simiesca, com joelhos e quadris um pouco flexionados, ombros arqueados e a cabeça projetada para frente; quando o paciente está em posição sentada, possui uma tendência a afundar na cadeira, deslizando para os lados e a cabeça tende a pender para frente em flexão cervical.

Diante desses fatores nota-se nos pacientes portadores de Parkinson, que os ajustes axiais e posturais ficam prejudicados e cada vez mais acometidos, com limitadas atividades de vida diária/funcionais e perda da capacidade física em geral. Nesse contexto o Método Pilates entra como nosso aliado, diversos estudos provam que os exercícios propostos em uma sessão, controlam os problemas posturais, aumentam mobilidade articular e flexibilidade, diminuem os distúrbios da marcha, melhoram força, equilíbrio, coordenação motora, estímulos de reação/reação (reflexos), controle postural, consciência e percepção do movimento, retardam a evolução da doença e tornam os indivíduos mais independentes.

Neste livro abordaremos apenas o Mat. Pilates (solo) para nossa "cura", onde os exercícios são realizados posições como: supino, prono, decúbito lateral, quadrúpede, sentada, ajoelhada, em pé, com acessórios ou não. Todo cuidado deve ser tomado para evitar o impacto ou a pressão sobre os músculos, articulações e demais tecidos, por meio da sinergia entre a contração muscular concêntrica e excêntrica. Os objetivos propostos com o Método Pilates, são: terapêuticos, reeducação neuromuscular, atividade funcional e estabilização lombo pélvica, estímulos proprioceptivos e exercícios e com base no deslocamento consciente. A parte Pedagógica e didática da aula tende a trabalhar a memória declarativa/consciente, linguagem verbal, (quando possível), (onde é processada em regiões do cérebro que não são atingidas pelo Parkinson), esse tipo de comportamento do professor induz o paciente a sair da forma automática de execução de movimentos para a forma consciente de fazê-los, por meio da utilização de dicas verbais e associação a imagens/fotos. Enquanto o paciente estiver realizando os exercícios, deve estar atento para a sensação e a percepção do estímulo recebido, seja ele verbal ou tátil, conferindo ao SNC a assimilação de estímulo externo que ele interpreta e, consequentemente resulta na comanda a execução do movimento exigido com a maior precisão e coordenação viável.

Como o Método Pilates é baseado em exercícios musculares de baixo impacto, recomenda- se a utilização de seis princípios primordiais da técnica: concentração, controle, precisão, fluidez do movimento, respiração e utilização do centro de força, sendo importante acoplar os princípios de ordem correta, afim de trabalhar os conceitos fundamentais até fluírem de modo natural e se transformarem em hábitos automatizados.

Pesquisas na área ressaltam que pacientes parkinsonianos tem sempre a cabeça voltada para baixo e na tentativa de querer elevar a cabeça, exerce uma tração enorme na musculatura do trapézio, podendo ser a causa das dores fortes e da acentuação da cifose torácica nessa região, prejudicando a manutenção da postura ereta, da marcha e menor ganho de flexibilidade, por este motivo deve -se enfatizar o crescimento axial e oferecer constantemente estímulos nesse aspecto.

Outros estudos sugerem que o fisioterapeuta deve trabalhar a respiração antes da aula, com alguns exercícios isoladamente, para ajuda ló a relaxar e traze ló para aula, porque pacientes nessa condição são dispersos, e os exercícios também ajudam a melhorar a rigidez do diafragma. A postura dessa paciente é sempre com a cabeça voltada para baixo, o que deixa a musculatura do pescoço tens e encurtada, indique movimentos de mobilidade para essa região antes da aula (pré aula). Priorize exercícios de alongamento e flexibilidade global. O paciente com mal de Parkinson também apresenta pela má postura uma protusa abdominal, fortaleça essa região com exercícios abdominais simples. O equilíbrio, propriocepção e a coordenação estão muito afetadas nesses pacientes, por este motivo utilize sempre acessórios como: bosu, bola e disco na sua sessão com segurança.

Durante as sessões de Pilates deve-se utilizar poucas repetições de cada atividade, (2x10/2x8/2x5) e um movimento de qualidade e máxima precisão, respeitando a individualidade e condição física de cada pessoa. Priorize atendimento individualizado sempre para esse paciente.

Concluímos que apesar de haver evidencias fortes que os exercícios aeróbico e de musculação (resitencia0, serem os treinamentos mais sugeridos no tratamento da diabetes, atualmente existem fortes evidencias que o Pilates como exercício resistido pode contribuir no manejo dos níveis de glicose no sangue, aumentando a captação de glicose pelos músculos esqueléticos.

Nas aulas de Pilates o professor deverá adequar com volumes, frequência e intensidade adequadas para conseguir resultados na glicemia e a longo prazo não utilizar intervalos de recuperação superiores a 72 horas porque os níveis glicêmicos voltar ao normal após a rotina de exercícios ser interrompida.

Exercícios que promovam tensão excessiva devem ser evitados, já que podem contribuir para o aumento dos níveis de açúcar no sangue. A sessão deve ser muito bem planejada e de preferência individual.

7.2.2 EXERCÍCIOS PROPOSTOS DO MÉTODO PILATES 1: PARKINSON:

Em estudo realizado no The Journal of Strength & Conditioning Research, (2018), com mulheres acima de 65 anos, em programa de exercícios de 12 semanas de Pilates, os exercícios básicos dados foram: Mermaid, going up and front, tríceps front e Swan front. Esses exercícios são feitos em aparelhos, mas podem ser adaptados no solo com acessórios do Mat Pilates, como exemplo na bola suíça.

O exercício Mermaid, tem como objetivo o fortalecimento dos músculos oblíquos, quadrado lombar, latíssimo do dorso e peitorais. Atua na mobilidade da coluna e na flexão lateral do tronco, aumenta a amplitude e a mobilidade articular. Possui ação de alongamento nos flexores laterais profundos e na musculatura intercostal e alongamento axial do lado convexo.

O Going up Front, (Chair), tem como objetivo a estabilização de cintura pélvica, estabilização de cintura pélvica, manutenção da contração dos músculos abdominais profundos e do assoalho pélvico (Power House). Trabalha com sinergia com os músculos estabilizadores do tronco e os músculos do quadril, com objetivo fortalecer os músculos do quadríceps femoral e do glúteo máximo. O praticante desenvolve controle excêntrico do movimento, alinhamento corporal e equilíbrio.

O objetivo do Tríceps front, (Chair), é o fortalecimento do tríceps braquial, vasto lateral e medial, peitoral maior e ancôneo, trabalhando estabilidade escapular.

O Swan front, (Chair), fortalece as vertebras e os músculos

romboide maior, glúteo máximo e isquiotibiais. Esse exercício trabalha mobilidade da coluna vertebral em toda sua extensão, alonga a cadeia anterior do tronco e estabilização escapular.

7.2.3 SEQUÊNCIA DE EXERCÍCIOS 2: MAL DE PARKINSON:

1) <u>Exercícios respiratórios</u>: decúbito dorsal, ensino dos exercícios de respiração, o método Pilates. Direcionar a respiração para diferentes lugares do corpo: respiração abdominal; respiração torácica (colocar as mãos em cada região ou com a bola suíça e sentir a bola subir e descer em cada inspiração e expiração. Decúbito dorsal solo, pernas fletidas, ensino da contração do transverso, com as mãos no abdômen, realizando 10 respirações com contrações (como se o umbigo fosse no centro da terra, sugar abdômen, sem movimentar pelve).

2) <u>Exercícios de Mobilidade de quadril bola suíça</u>: (anteversão e retroversão de pelve), 3 series de 13 repetições;

3) <u>Mermaid na bola suíça</u>: 2 series de 13 repetições. Execução: ajoelhar lateralmente a bolo no solo, estender a perna de cima, mantendo o pé no solo e a perna de apoio encostada na bola e ajoelhada (flexáo de joelho), manter coluna reta, encostar tronco lateralmente na bola, manter braços abertos na altura ombro e estendidos. Movimento: inspirar fazendo uma flexão de tronco lateral, membros superiores sempre estendidos, ir descendo lateralmente, colocar a mão esquerda no solo se possível e o braço direito perto da orelha estendido, acione abdômen, expirando o ar; retornar crescendo axialmente, pescoço acompanha movimento sem torções. Repetir 10 vezes cada lado.

4) <u>The Rool Over</u>: rolamento pélvico (pode ser também com bola pequena entre joelhos); inspirar, expirar estender

joelhos; inspirar aumentar flexão de quadril, aciona abdômen, expirar iniciar rolamento para trás articulando coluna até apoio escápulas. Repetir 2 séries de 13 vezes.

5) <u>The Roll Up: fortalece coluna e mobiliza vértebras</u>. Execução: decúbito dorsal alongue o corpo, estenda braços atrás cabeça e pernas no solo, como se fosse espreguiçar-se; contrair glúteos, flexão plantar nos pés, direcione queixo para peito, o peito sobre as costelas, as costelas sobre o abdômen, abdômen sobre quadris, alongando –se para frente, expire tentando levantar-se para fora dos quadris e acima coxas, manter umbigo pressionado para coluna; inicie a volta, deslize levemente o cóccix para baixo, inspire enquanto começa a pressionar umbigo para coluna; reverta sequência do exercício , explicado anteriormente, repita 10 vezes.

6<u>) Double Leg Strech:</u> decúbito dorsal, pernas elevadas e flexionadas, porção superior do tronco flexionada fora do solo, ao acionar abdômen, mãos em direção aos tornozelos, escapulas estabilizadas. Prepare e inspire, expire e mantenha a flexão do tronco, estabilize escapulas, e estenda os braços acima da cabeça, passando por uma posição com os cotovelos levemente flexionados. Simultaneamente estenda as pernas o mais baixo possível, estabilizando a coluna lombar, até aonde você ainda consiga manter acionado o abdômen e mantê-lo contraído. Inspire e flexione os joelhos até a posição de apoio e circule os braços por fora, at os tornozelos.

7) <u>The one Leg Press Circle</u>: decúbito dorsal, corpo estendido solo, inspire na posição e expire subindo uma perna na vertical. Inspire e realize a metade de um círculo para dentro com a perna e o pé, expire realizando a metade do círculo para fora.

9) <u>The one leg Press</u> (variação): decúbito dorsal, corpo estendido solo, inspire na posição e expire subindo e descendo uma perna na vertical, (acione abdômen), repita 10 vezes sem tocar o solo, rente ao mesmo. Repita mais 10 vezes com a outra

perna. Observe seus pés, devem estar na subida em flexão plantar e na descida em dorsiflexão. Faça 2 series de 10 vezes.

10) The Swan: alongar cadeia anterior do tronco e mobilizar a coluna vertebral. Em decúbito dorsal, apoie as mãos no solo paralelamente aos ombros. Estenda devagar os cotovelos e o tronco, realizando extensão da coluna. Mantenha sua cabeça alinhada com a coluna. Finalize retornando à posição inicial.

7.3 GUILLAIN BARRÉ

A Síndrome de Guillain-Barré (SGB) consiste em uma polineuropatia aguda, inflamatória e desmielinizante dos nervos periféricos, como consequência da resposta autoimune do organismo após infecções (Orsini et al., 2010). Com incidência mundial de 1 a 4 casos por 100 mil habitantes/ano, a doença acomete uma faixa etária compreendida entre 20 e 40 anos de idade. Pode ocorrer pós vacinação. O seu percurso clínico possui 3 estágios: progressão, estabilização e regressão. A fisiopatologia é desconhecida e variável para cada forma de apresentação, induzindo na infecção aguda uma desregulação imune humoral e celular. Na forma clássica, há desmielinização axonal dos nervos periféricos devido à ativação macrofágica que invade e destrói a bainha de mielina e células de Schwann.

<u>Sintomas</u>

Os sintomas iniciais da SGB são caracterizados por parestesia em membros, Perda de reflexos em braços e pernas, fraqueza muscular geral, dor lombar ou em membros inferiores, hipotensão arterial. Em casos brandos, pode haver fraqueza em vez de paralisia, pode iniciar nos braços e nas pernas ao mesmo tempo, pode piorar em 24 a 72 horas. A gravidade e duração da doença oscila desde uma fraqueza moderada, que pode ser recuperada espontaneamente, até uma tetraplegia dependente de ventilação artificial. A recuperação pode seguir um período longo e resultar em incapacidade grave permanente. A SGB é caracterizada por uma paralisia flácida aguda que apresenta alguns subtipos, dentre os mais comuns estão a Polineuropatia Desmielinizante Inflamatória Aguda (AIDP), Neuropatia Axonal Motora Aguda (AMAN) e o menos comum, a Síndrome de Miller Fisher.

Tratamento

A qualidade de vida nos pacientes de SGB pode ser melhorada através do tratamento multidisciplinar, este podendo ser em medicamentoso (imunoterapia e plasmaferese), suporte nutricional e fisioterapia semanal. A imonuglobulina intravenosa (IVIg) e a troca de plasma possuem efeitos imunomoduladores pleiotrópicos. A primeira pode inibir a ativação de células imunes e a ligação de anticorpos antigangliósidos aos seus alvos neurais. Já a segunda, por sua vez, junta fatores anticorpos neurotóxicos e outros mediadores humorais de inflamação. O tratamento fisioterapêutico é importante em todas as fases da doença, poderá ser tanto motor quanto respiratório. O objetivo do tratamento é prevenir comorbidades associadas, reestabelecer o equilíbrio, recuperar a força muscular e treinar o condicionamento físico e o retorno as atividades diárias, ou seja, o Pilates é muito indicado.

7.3.1 SÉRIE DE PILATES: GUILLAIN BARRÉ

1) <u>Exercícios Respiratórios: (Respiração Abdominal e Torácica)</u>: ´

a<u>) Respiração Total</u>: em decúbito dorsal, ensino dos exercícios de respiração, o método Pilates. Direcionar a respiração para diferentes lugares do corpo:

b<u>) Respiração abdominal</u>: role a bola até seu abdômen, (inspire pelo nariz a até encher o abdômen de ar, expire pela boa até eliminar o ar do abdômen). Perceba que a bola sobe suavemente quando o abdômen se enche de ar e abaixa quando ele esvazia.

c)<u>Respiração Torácica</u>: Decúbito dorsal solo, pernas fletidas, ensino da contração do transverso, com as mãos no abdômen, role a bola até onde termina o esterno e começa a caixa torácica, inspire para expandir a parte posterior da caixa torácica, expire para fechar a parte frontal do corpo. Por fim respire profundamente realizando 10 respirações com 10 contrações (como se o umbigo fosse no centro da terra, sugar abdômen, sem movimentar pelve), (fig.2c).

d) <u>Respiração Centro da Terra</u>: em decúbito dorsal, pés apoiados no solo, colocar as mãos sobre o abdômen, mantenha uma posição confortável, inspire pelo nariz e ao expirar pela boca, imagine que seu abdômen irá para o centro da terra (solte o ar), imagine que existe um fio que passará por dentro de seu umbigo, (dentro do seu corpo) e irá "furar" o chão, sugando seu abdômen para dentro, para o centro da terra, imagine seu umbigo aparecendo nas costas, porém a força e tão grande que o puxa para centro da terra, que você automaticamente acionará o abdômen, e sua coluna ficara neutra, se caso estiver em hiperextensão, (repita 2 series de 15 vezes).

e) <u>Respiração com Acessório</u>: Sente -se numa cadeira ou bola suíça, se possível de frente para um espelho, um lenço ou toalha na porção média de suas costas (linha média) ou alça do sutiã, abaixo axilas; puxe as pontas com força, com os cotovelos fletidos e elevados na altura dos ombros, devem estar apontados para fora e para o lado; inspire pelo nariz e sinta as costelas empurrarem o lenço ou toalha para fora, relaxe os ombros ao mesmo tempo e não os deixe passar da altura dos ombros. Expire pela boca, enquanto aperta delicadamente o lenço ou toalha e sinta as costelas movendo -se para dentro de uma maneira lenta e controlada. Repita 2 series de 15 repetições.

f) <u>Respirando Dorsalmente</u>: Sente- se numa cadeira na frente de um espelho, inspire pelo nariz e tente direcionar o ar para as costas, impeça que seus ombros se curvem a frente, imagine que os músculos intercostais entre as costelas estão se alongando para fora, conte até 5. Expire pela boca enquanto conte até 7. Repita 12 vezes o exercício de forma suave, lenta e coordenada.

g) <u>Respiração torácica em concha</u>: ajoelhar no solo, estenda os braços para frente segurando a bola suíça ou bola pequena (Ball), coloque as mãos na lateral da bola. Encoste seus pés no glúteo, se puder, calcanhar nos glúteos e relaxe coluna cervical. Inspire pelo nariz e expanda os espaços intercostais, expire pela boca, repita a respiração devagar, profunda e sincronizada 2 séries de 7 vezes.

h) <u>Respiração Centro dimensional com bolo suíça</u>: O diafragma é uma parede muscular em forma de cúpula entre o peito e o abdômen, é o primeiro músculo da respiração, pode se mover para cima, para baixo e para os lados, aproveite isso em seus exercícios respiratórios. Segure uma bola suíça e a utilize para auxilia ló a levar a respiração para a caixa torácica, imagine expandi la horizontalmente e verticalmente, você não deve forçar a inspiração, a expiração completa cria um vácuo que faz com que os ao ar possa ser puxado pelos pulmões, não bloqueia a respiração, nada de apneia.

i) <u>Respiração lateral fluente:</u> O paciente deve -se ajoelhar no solo, seu lado direto deve ficar ao lado da bola suíça, bem perto da mesma. Manter seu joelho direto flexionado (o perto da bola), e a perna acima estendida com pé apoiado ao solo. Coloque seu peso para o lado direito na bola, relaxando na mesma, braços acima da cabeça, a mão do braço direito encosta no solo. Relaxe a cabeça sobre o braço direito, braço esquerdo acima encostada na orelha, de forma confortável. Inspire para o lado esquerdo da caixa torácica, expire e repita 7 vezes lentamente e profundamente. Antes de mover se para o lado esquerdo, sinta uma expansão maior no lado esquerdo da caixa torácica e na região lateral do tronco. Repita tudo do lado esquerdo na mesma dinâmica.

2) <u>Posição de concha</u>: posição perfeita para direcionar a respiração para todos espaços intercostais, afastando escápulas; alongando osso do sacro, coluna lombar e torácica. Sentar paciente em cima calcanhar, com flexão de tronco, relaxar coluna cervical, braços ao longo do corpo, (lateral ao corpo e rente ao corpo); inspirar pelo nariz para expandir espaços intercostais; expire pela boca; repita 5 vezes.

3) <u>Cat.(gato):</u> evoluindo sem auxilio e dissociação de membros: Paciente em seis apoios (mãos apoiadas no solo alinhadas com ombros, joelhos apoiados no solo e abduzidos na distância dos quadris, pés apoiados no solo e coluna e pelve neutras); inspirar antes de iniciar o movimento e em seguida, solicitar ao paciente que faça uma elevação dos joelhos do solo enquanto expira. O movimento evolui retirando uma mão do solo, uma mão e uma perna contralateral. Ao termino, retorne à posição inicial inspirando, repetir 10 vezes cada lado, ou manter a posição em isometria por 4 de 10 a 20 segundos, respeitando o limite do paciente.

4) <u>Shoulder Bridget (ponte):</u> com evolução para disco de

equilíbrio nos pés: Décubito dorsal solo, pernas fletidas, elevar pelve, braços estendidos ao longo do corpo, suba e desça a pelve 2 vezes de 10 repetições. Pode ser usado disco de equilíbrio nos pés como acessório.

5)<u>Abdominal na bola suíça 65cm:</u> Deitado décubito dorsal no solo, pés apoiados na bola, pernas fletidas, realizar uma pequena flexão de coluna, realizando inspiração para subir e expiração para voltar posição inicial, repetir 1 série de 9 repetições.

6) <u>Exercícios de marcha com almofadas, (ou disco de equilíbrio murcho no chão)</u>: em pé, paciente deve inspirar subir na almofada com um pé por vez, expirar e descer à frente, contraindo abdômen, continuando o percurso reto, com no mínimo 5 almofadas ou disco de equilíbrio no percurso, pode ser usado linha, depende da dificuldade do paciente.

7) <u>Shoulder Bridget (ponte), com evolução para disco de equilíbrio nos pés</u>: Décubito dorsal solo, pernas fletidas, elevar pelve, braços estendidos ao longo do corpo, suba e desça a pelve 2 vezes de 10 repetições. Pode ser usado disco de equilíbrio nos pés como acessório

8) <u>Flexion Wall, (Flexão de braços na parede):</u> Em pé de frente da parede, os pés devem ficar 20cm, 30cm ou meio metro de distância de uma parede, (quanto mais longe estiver, maior o desafio). Inclinar o paciente para a frente, colocar suas mãos na parede, novamente um pouco mais abertas do que a largura dos ombros. Inspirar contrair o abdômen e flexionar os braços, estender os braços expirar, voltando posição inicial, sempre levar o peito em direção à parede. Repetição, 1 série de 10 repetições.

9) <u>Extensão de coluna:</u> Décubito ventral, pernas unidas e estendidas, pés juntos e em flexão plantar, cotovelos apoiados no solo, braços semiflexionados, juntos ao corpo, olhar ao solo, inspirar, contrair os glúteos, realizar uma extensão de coluna, estendendo um pouco os braços no limite do paciente, olhando

para baixo, expire e volte a posição inicial. Não se deve tirar os pés do solo. A repetição deve ser de 1 série de 10 vezes.

10) <u>Marmeid: Sereia/ Bola suíça</u>: Execução: sentar no chão, coluna reta e pernas cruzadas, braços abertos na altura ombro, estendidos. Movimento: inspirar fazendo uma flexão de tronco lateral, membros superiores sempre estendidos, ir descendo lateralmente, colocar a mão esquerda no chão e o braço direito perto da orelha estendido, sem retirar glúteos do solo, expirando ar; retornar crescendo axialmente, pescoço acompanha movimento sem torções. Repetir 10 vezes cada lado.

BIBLIOGRÁFIA

ANTUNES, M. D., PALÁCIO, S. G, & BERTOLINI, S. M. M. G. **Efeito da fisioterapia na Síndrome de Guillain-Barré.** In IX EPCC - Encontro Internacional de Produção Científica UniCesumar, Maringá. Anais, 4-8, 2015.

BRUNA, T, G. **O Método Pilates melhora a função pulmonar e a mobilidade torácica de pacientes com doença pulmonar obstrutiva crônica.** Fisioterapia T, G. > v. 21, n. 5, (2020).

CRAIG, C. Pilates com bola, editora Phorte, e edição, 2002.

FIGUEIREDO, MCC. **O método Pilates na promoção de saúde funcional de pessoas acometidas por disfunções neurológicas: uma revisão integrativa.** Revista Inter Scientia, - 45.227.6.12, 2017.

LETÍCIA J, T...et al. **Efeitos do método Pilates sobre a função pulmonar, a mobilidade toracoabdominal e a força muscular respiratória: ensaio clínico não randomizado, placebo-controlado.** Fisioterapia e Pesquisa. Print version ISSN 1809-2950On-line version ISSN 2316-9117.Fisioter. Pesqui. vol.22 no.3 São Paulo July/Sept. 2015.

RONCHI, Ane. **Os efeitos do método Pilates no equilíbrio e na marcha de pacientes com acidente vascular encefálico (AVE).** Disponível em: http://www.bib.unesc.net/biblioteca/sumario/000042/00004225.pdf. Acesso em: 20 de jun. 2015.

SHEA, Sarah; MORIELLO, Gabriele. **Feasibility and outcomes of a classical Pilates program on lower extremity strength, posture, balance, gait, and quality of life in someone with impairments due to a stroke.** Journal of Bodywork & Movement.T. herapies. v.18, n.3, p.332-360, jul., 2014. X/pdf. Acesso em: 24 de jul. 2015.

SILVA E, CATAI AP. Fase III. In: Pulz C, Guizilini S, Peres PA. **Fisioterapia em cardiologia: aspectos práticos**. São Paulo: Atheneu; 2006. p.305-16.

SILVA, R, V, M & SOUSA, A, C, V. **Fase crônica da COVID-19: desafios do fisioterapeuta diante das disfunções musculoesqueléticas**, Fisioter. mov. vol.33. Curitiba, 2020. Epub, May 29, 2020

PILATES, J. A **Obra Completa de Joseph Pilates**. Sua Saúde e Retorno à Vida Através da Contrologia, editora phorte, 2010.

EPILOGUE

Resumiu-se baseadas em artigos cientícios diversas sequências de exercícios de Mat Pilates que podem ser usados tambem em aparelhos, como um "manual" prático, que poderá auxiliar profissionais da área e afins a melhorar a qualidade de vidas de pessoas portadoras e Doenças Cardiovasculares, metabóolicas e Neurológicas.

ABOUT THE AUTHOR

Dra. Flávia Carmona

Formada em Magistério(1994), graudada em Educação Física pela USJT (1998); graduada em Fisioterapia pela UNIP (2008); graduada em Bacharel em Biomedicina pela UNICID.
Especialista em: Fisiologia do Exercício e Musculaçao, Método Pilates, Ortopédia e Traumatologia, Gerontologia (Hospital São Camilo); Dermato Funcional, Cardiorespiratória (UMC)

ANEXO DE EXERCÍCIOS:

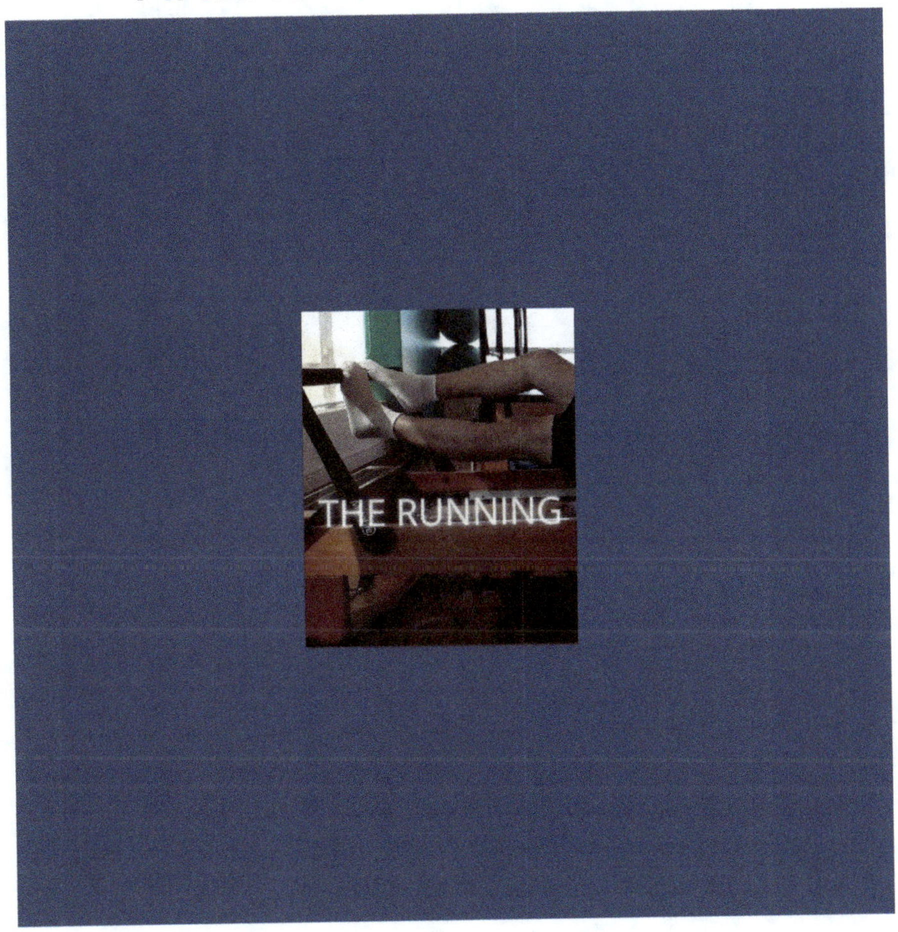

ANEXO ARMS CIRCLE:

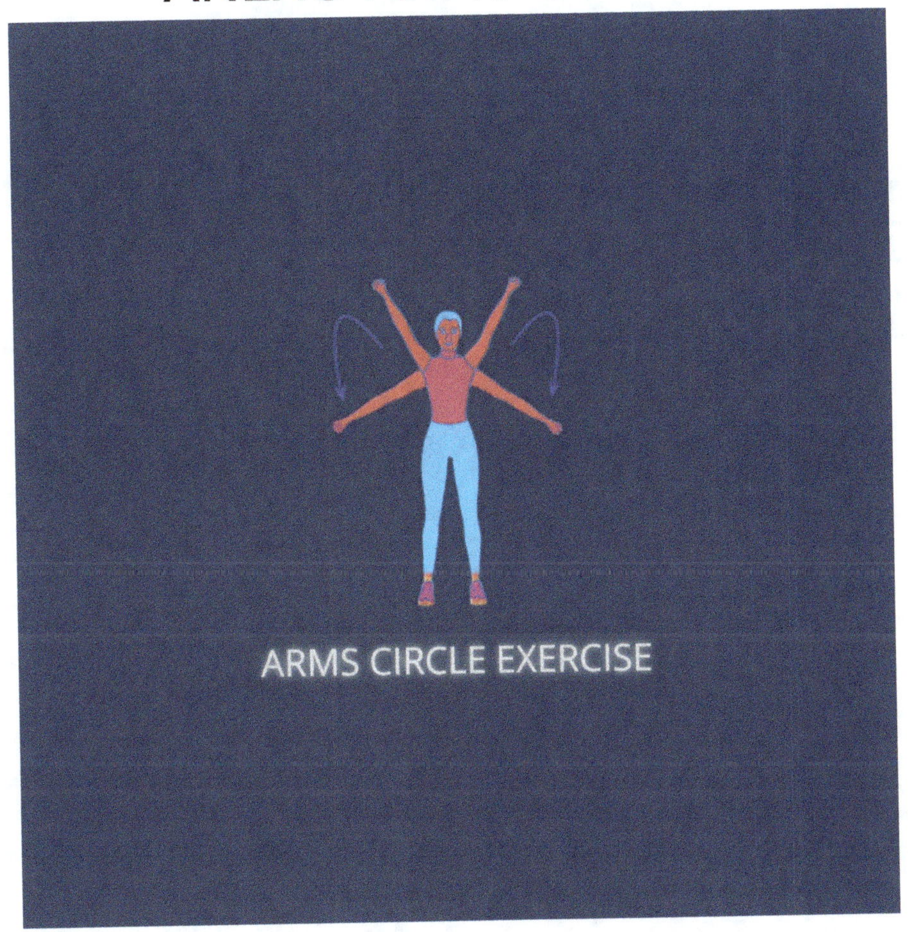

ANEXO PUSH UPS

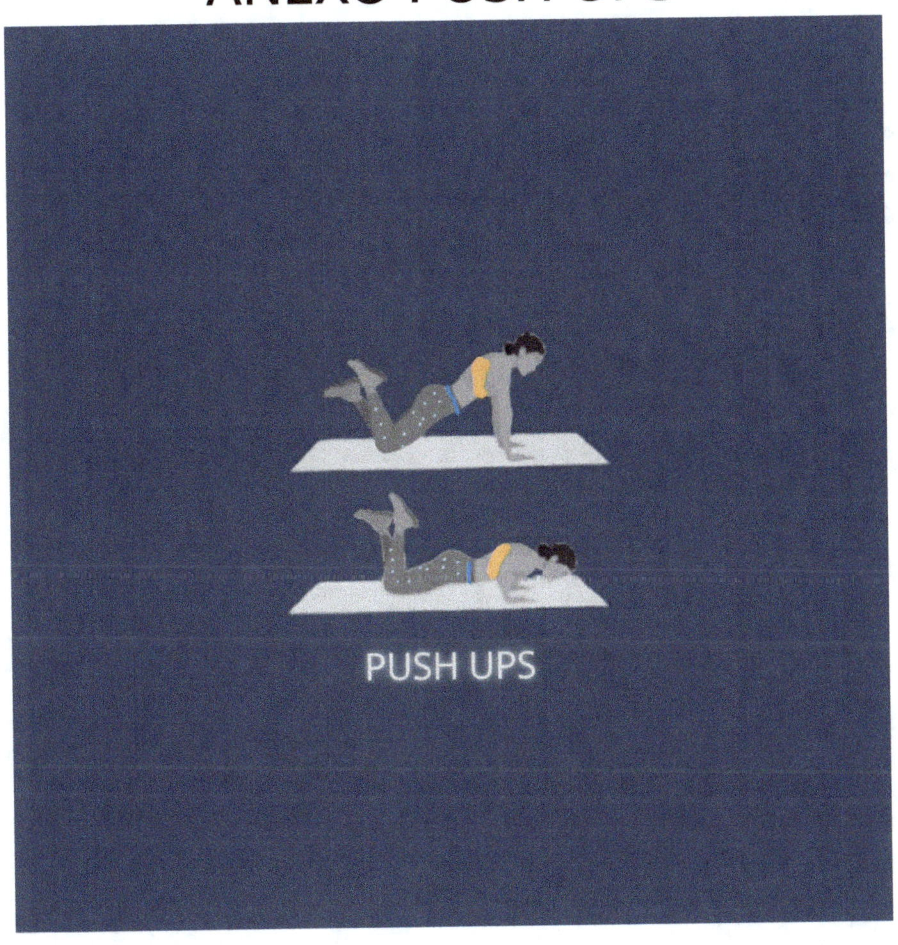

ANEXO ALONGAMNETO CAT

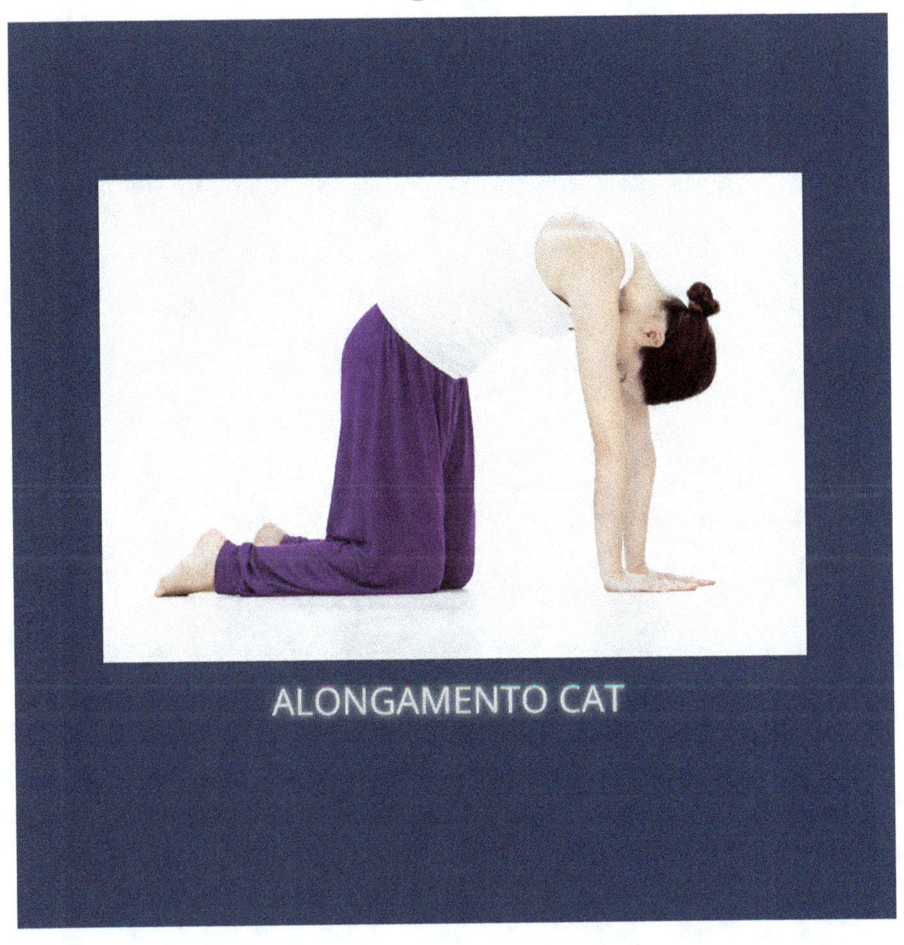

ANEXO RESPIRAÇÃO LATERAL BOLA

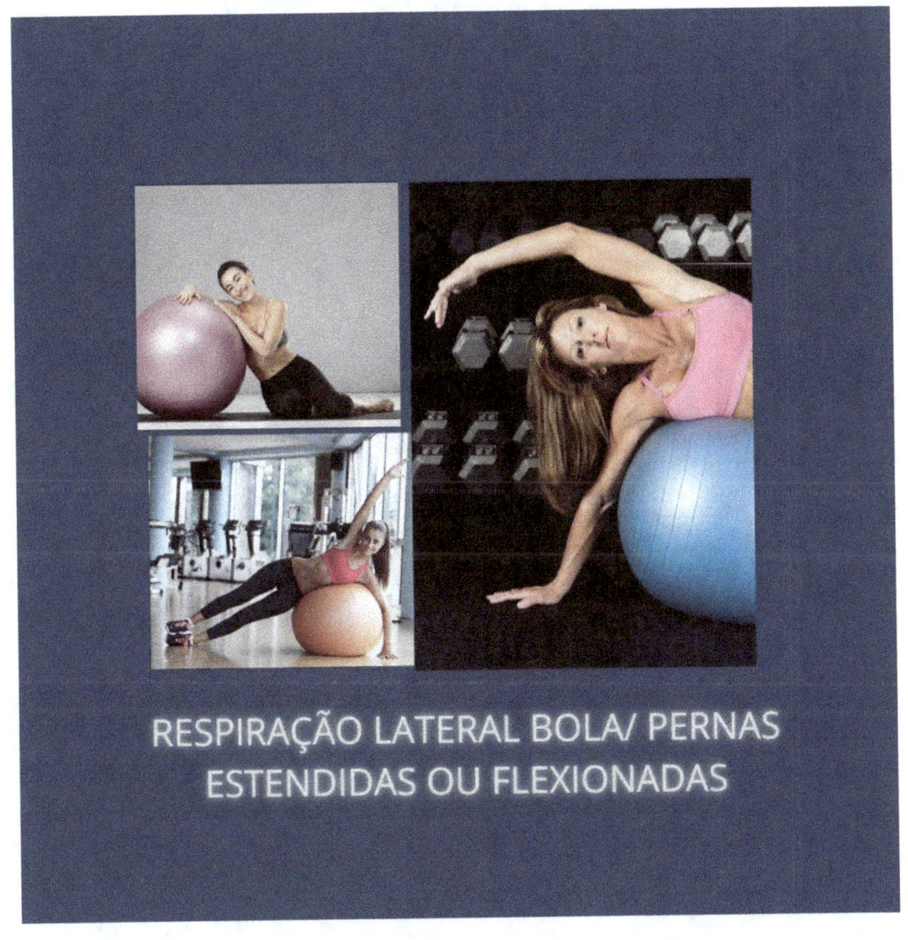

ANEXO ABDOMINAL BOLA

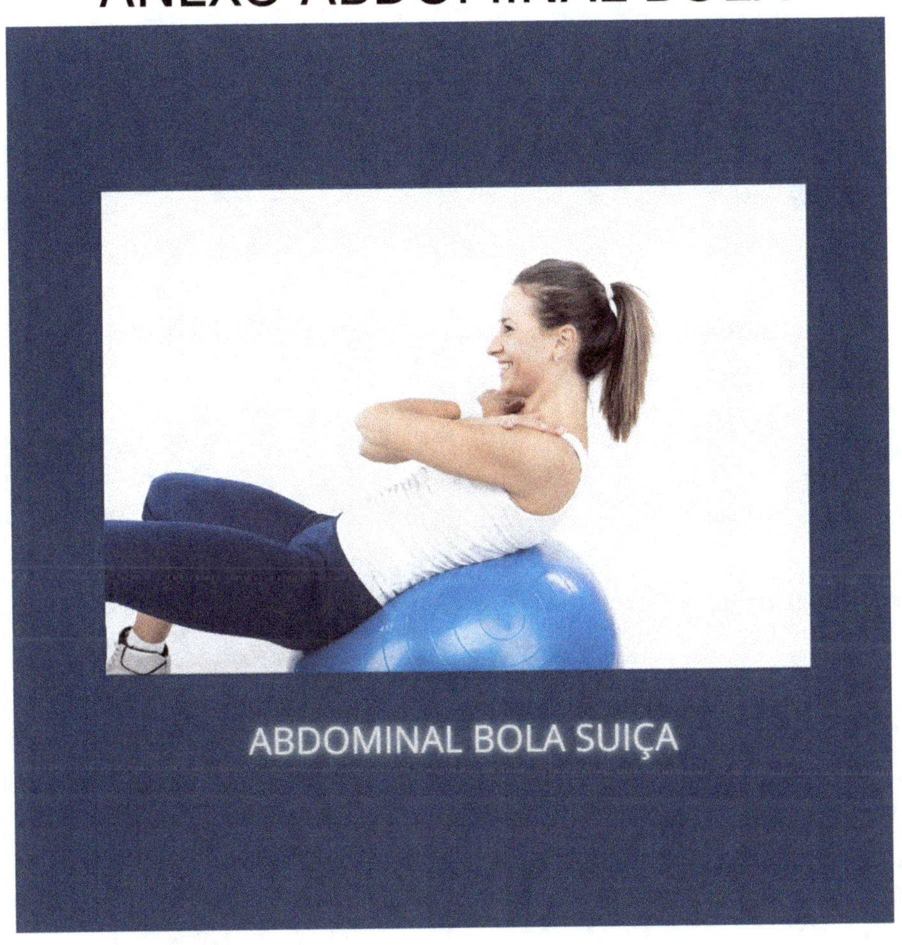

ANEXO EQUILÍBRIO
EM PÉ/ DEITADO

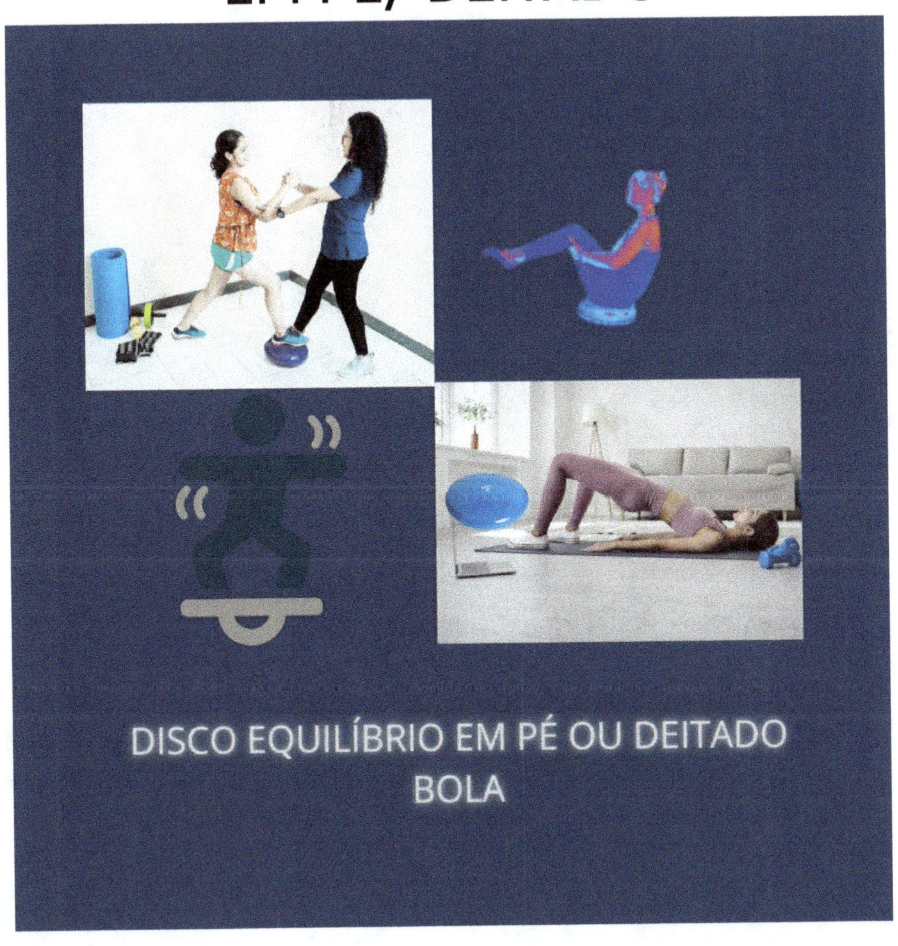

ANEXO ELEVAÇÃO LATERAL ELÁSTICO

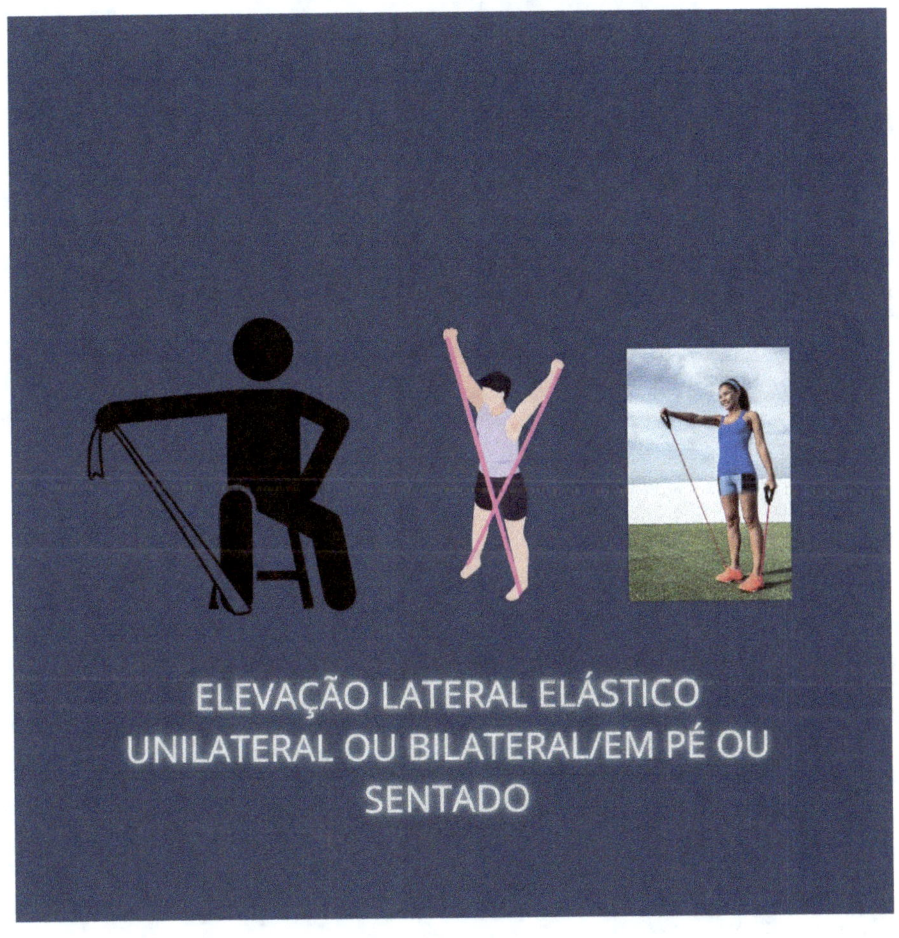

ANEXO FLEXÃO DE BRAÇO PAREDE

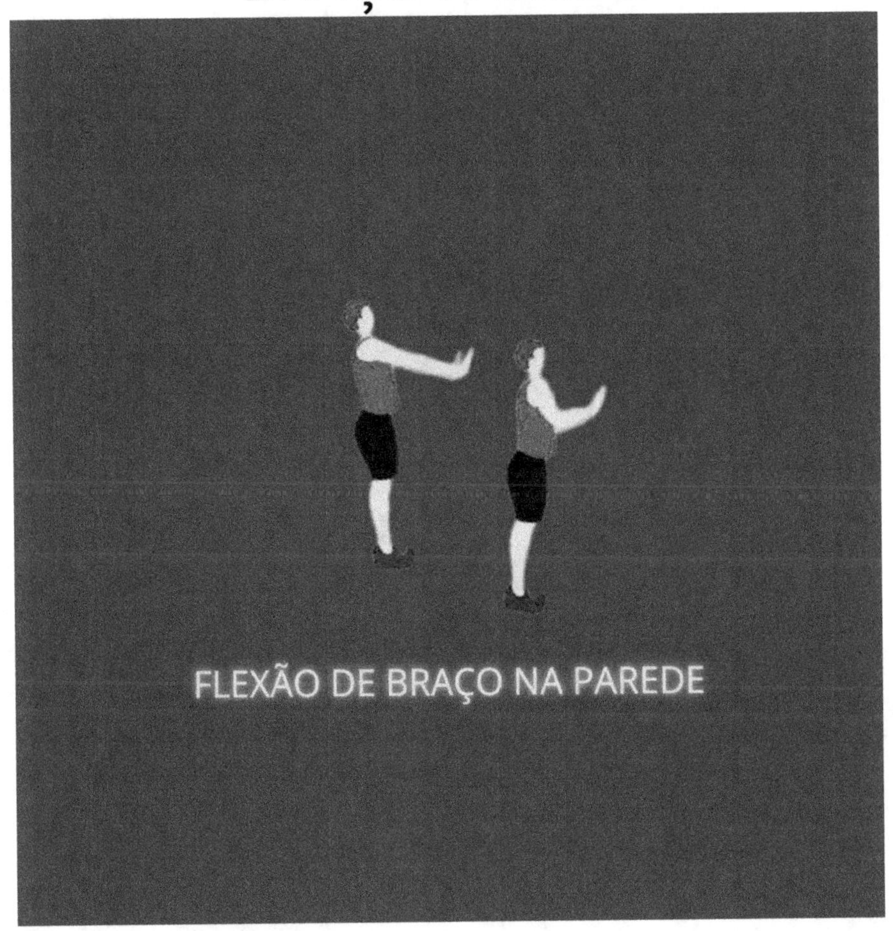

ANEXO EXTENSÃO COLUNA

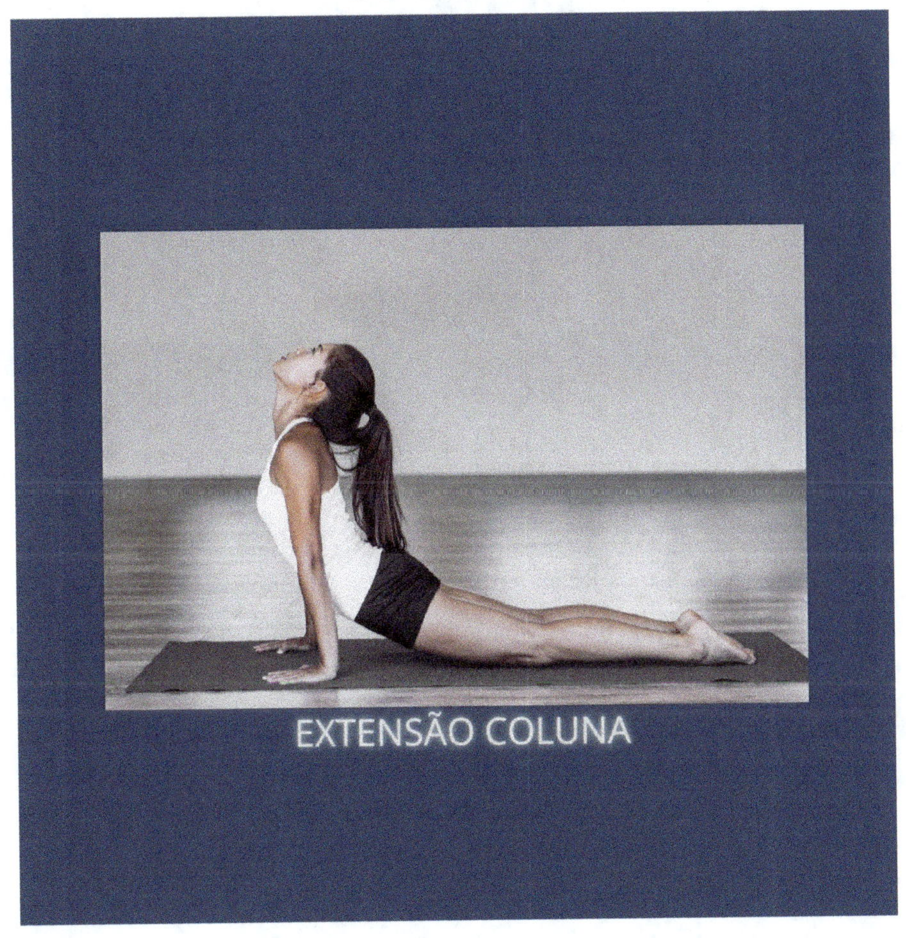

ANEXO EQUILÍBRIO BOLA

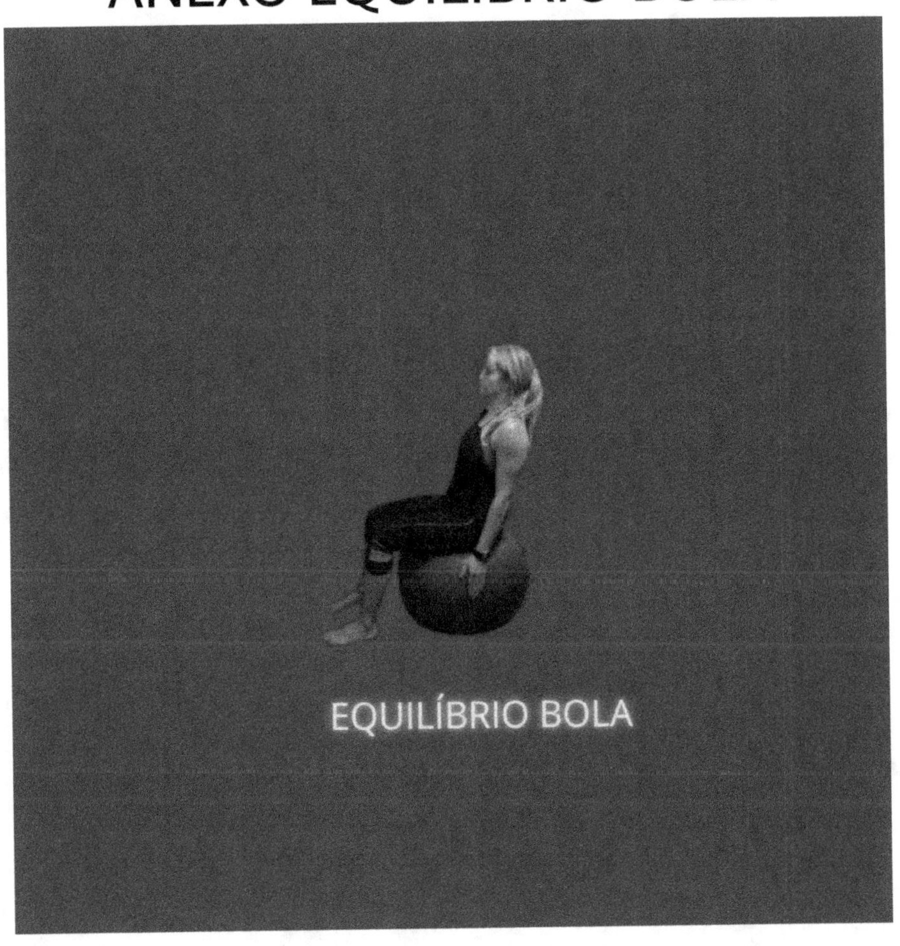

ANEXO ALONGAMENTO CADEIA POSTERIOR

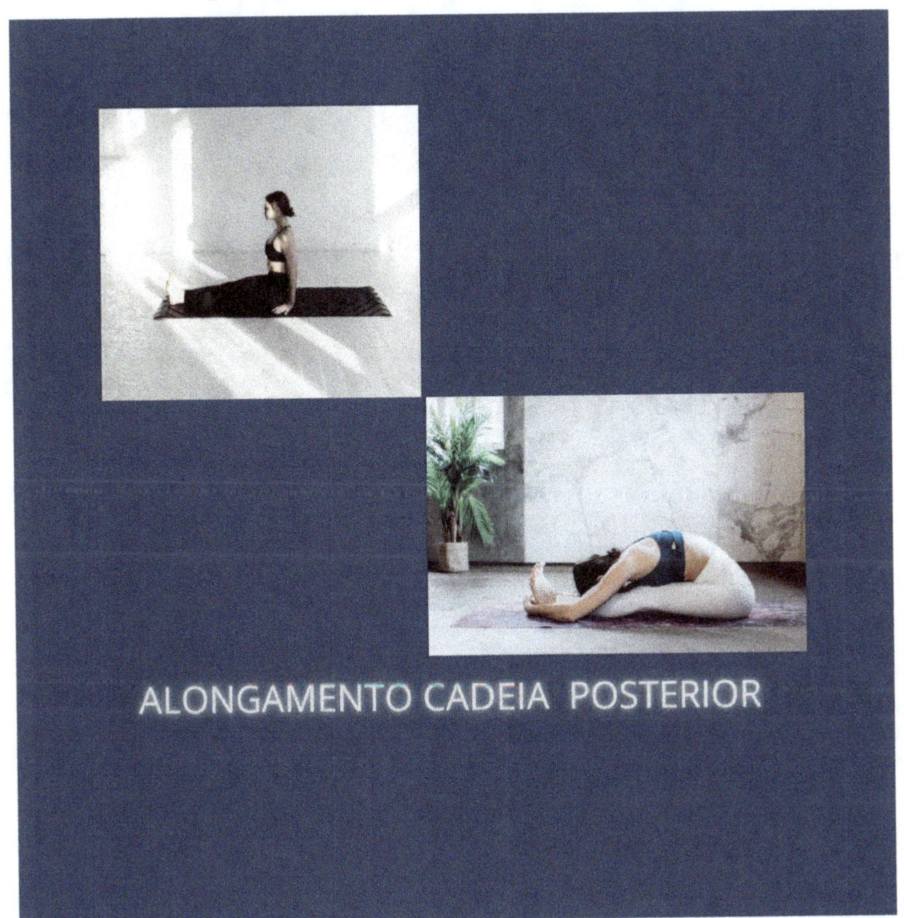

ANEXO SWAN BOLA

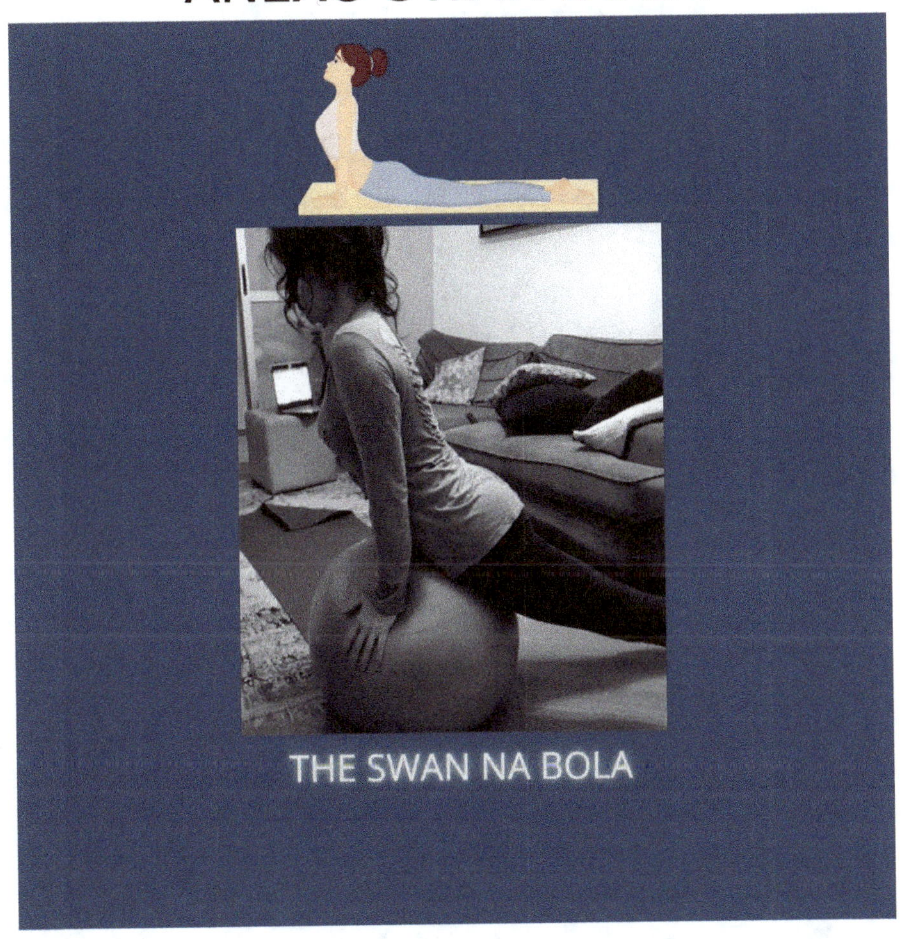

ANEXO SPINE STRECH FORWARD

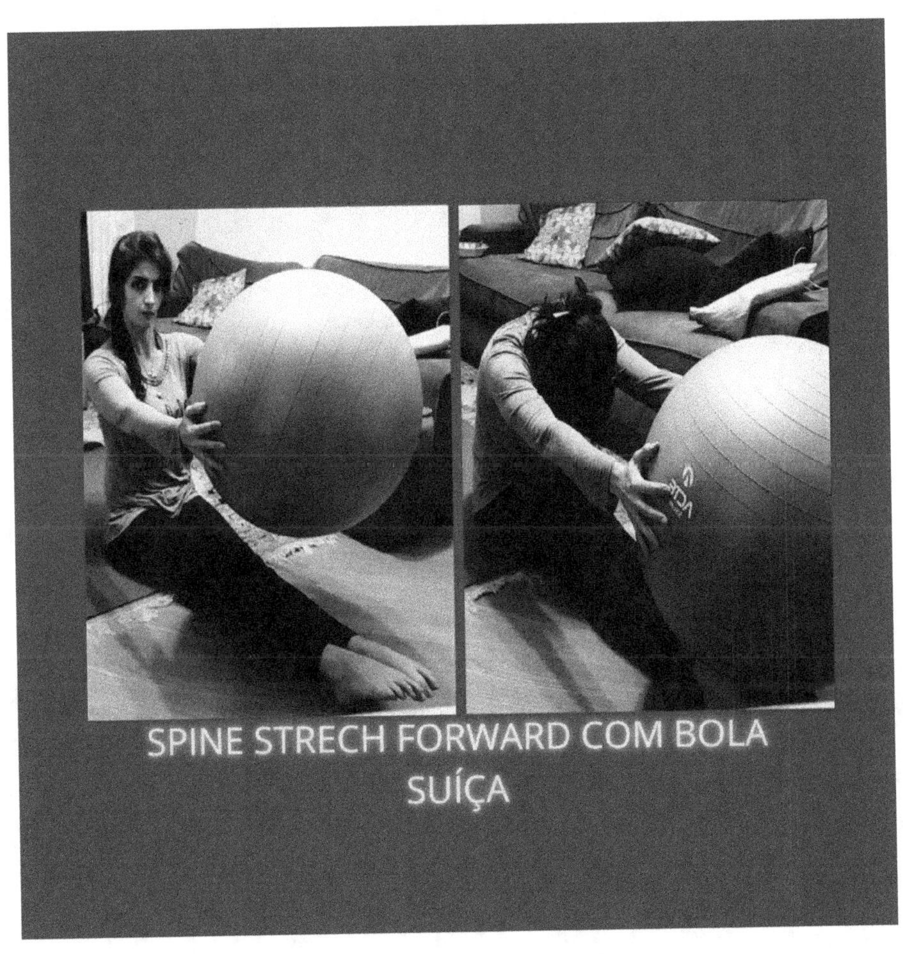

ANEXO DOUBLE LEG STRECH

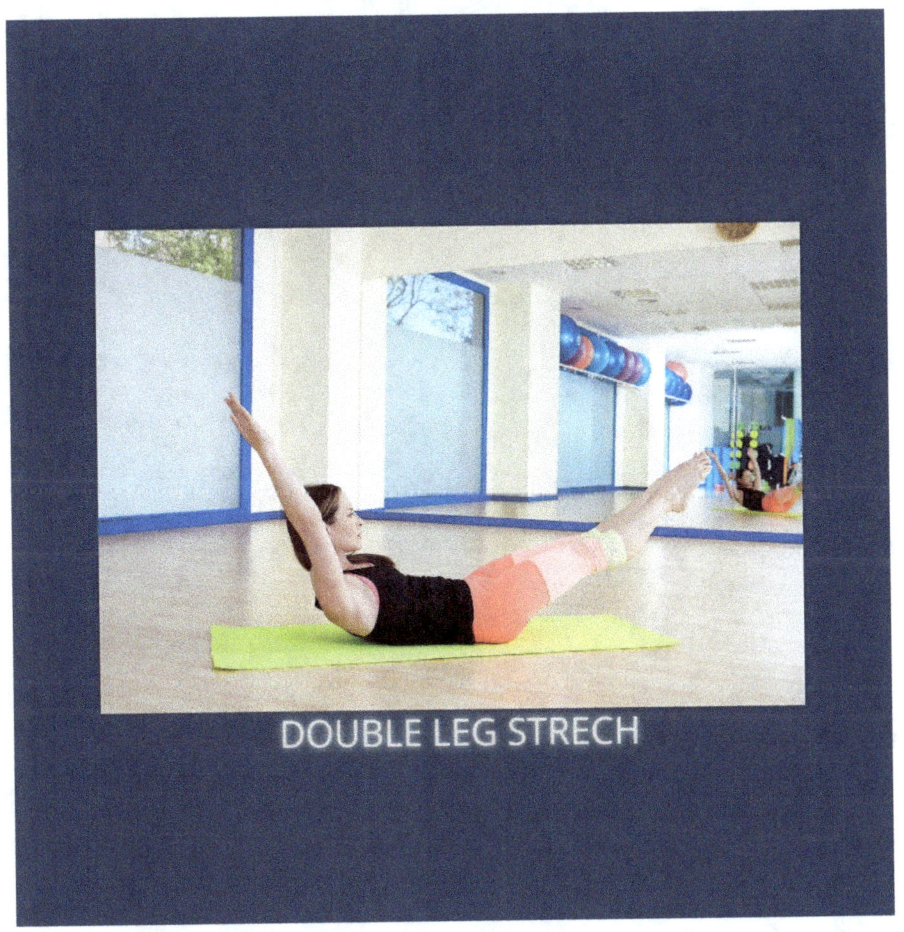

ANEXO SHOULDER

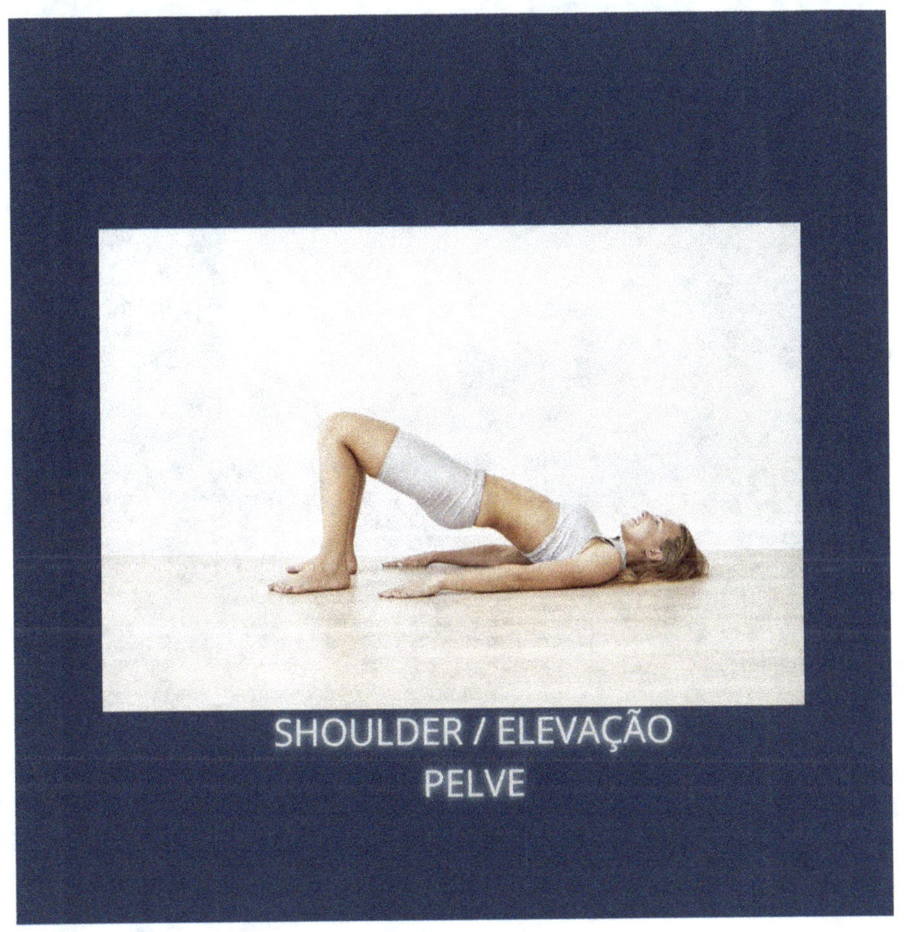

ANEXO

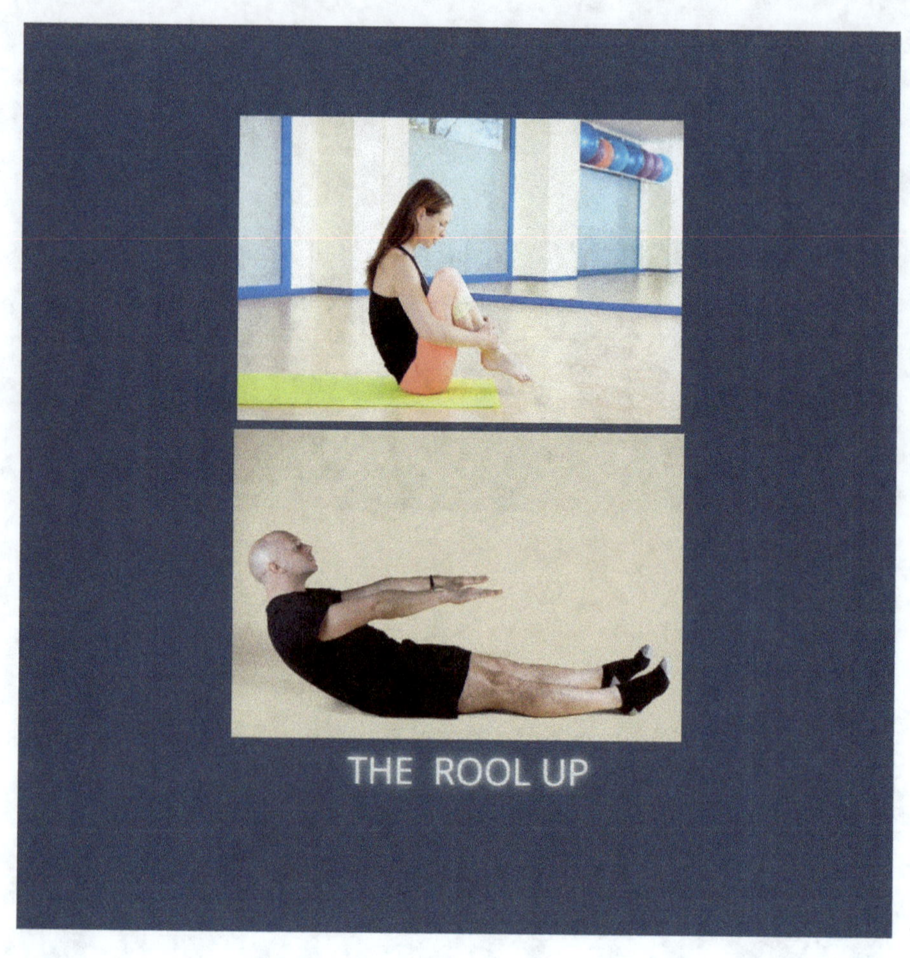

THE ROOL UP

ANEXO SWAN BOLA

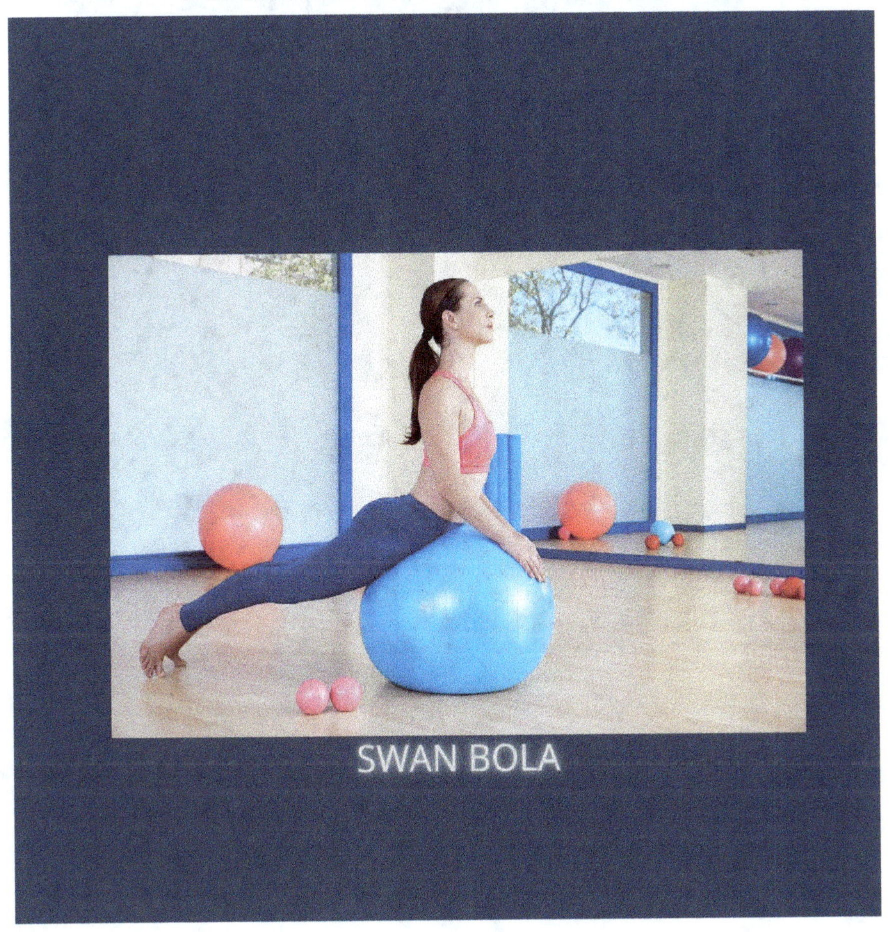

ANEXO

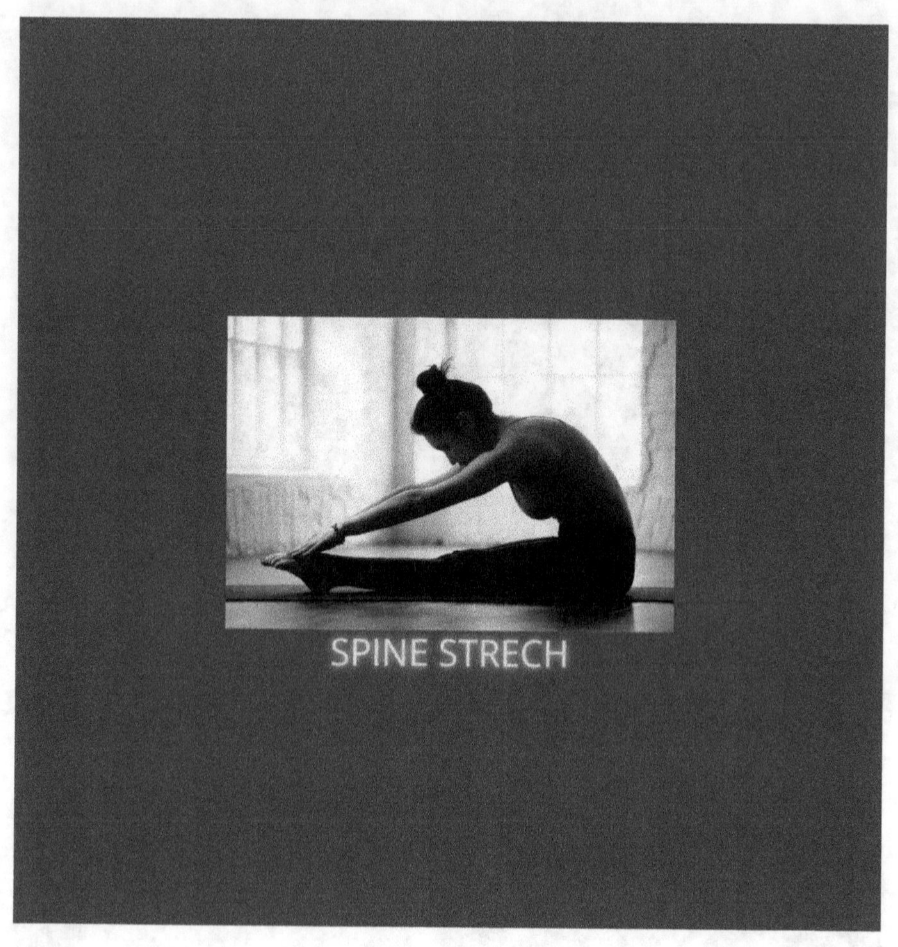

SPINE STRECH

ANEXO SEREIA

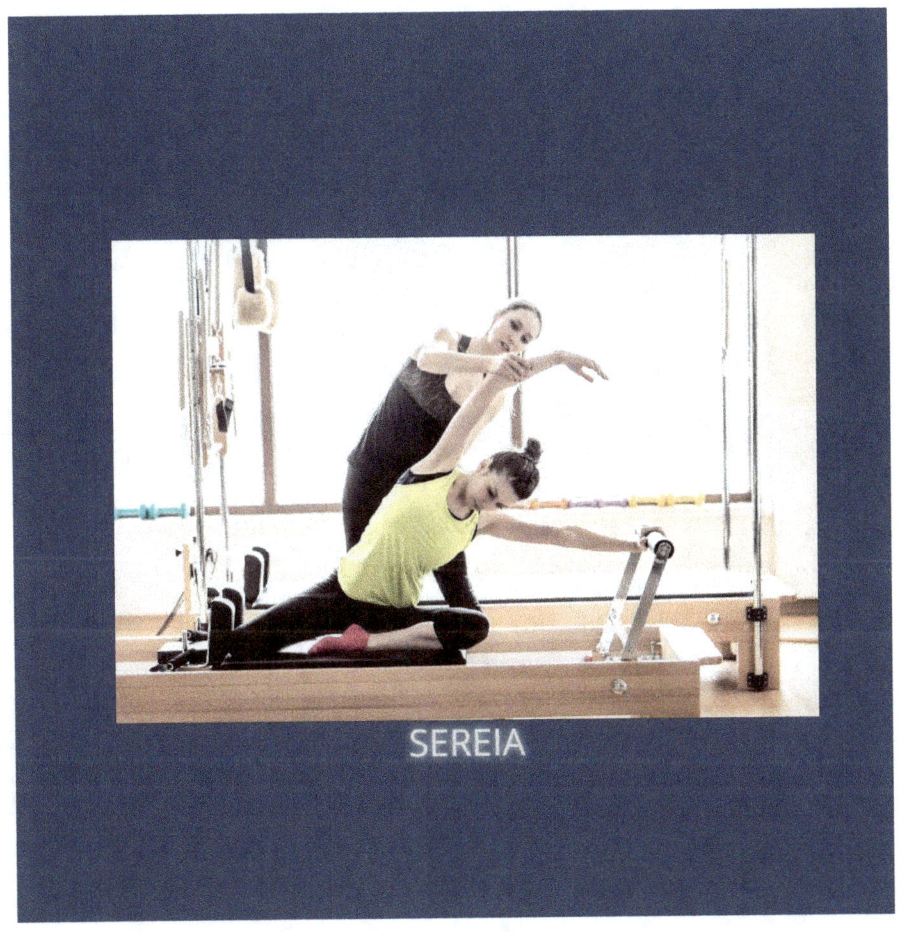

ANEXO SWIMMING

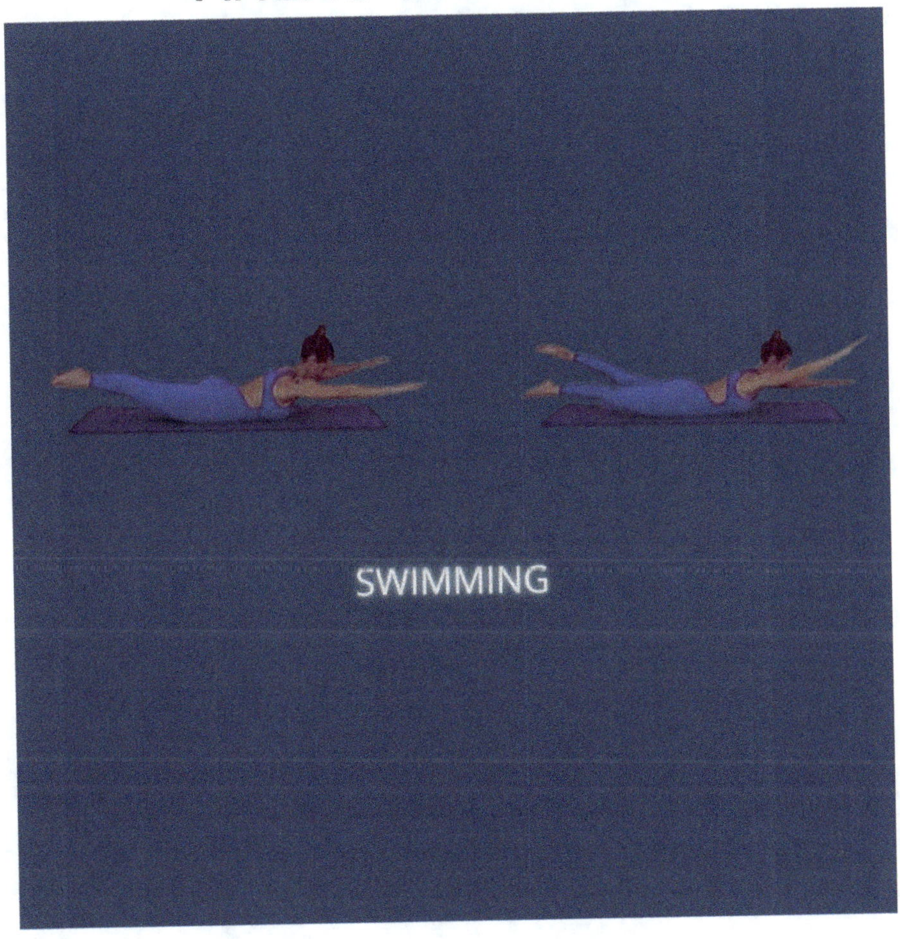

ANEXO ARMS CIRCLE BRAÇOS

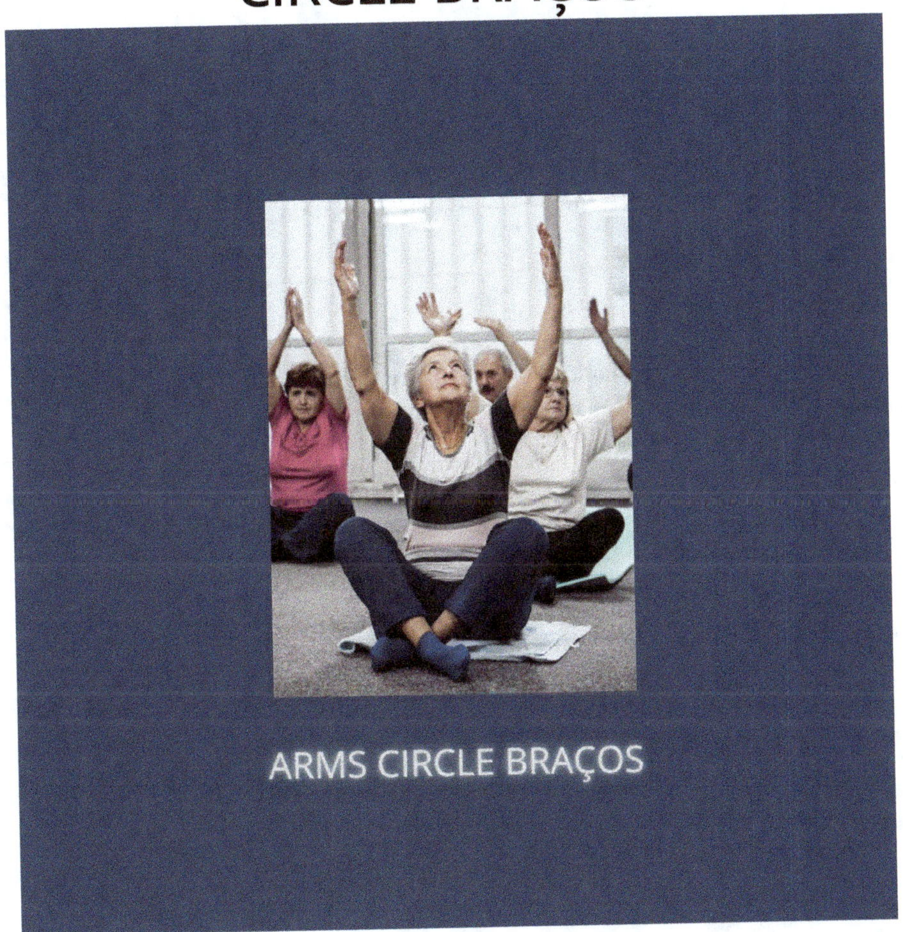

ANEXO ROLLOVER

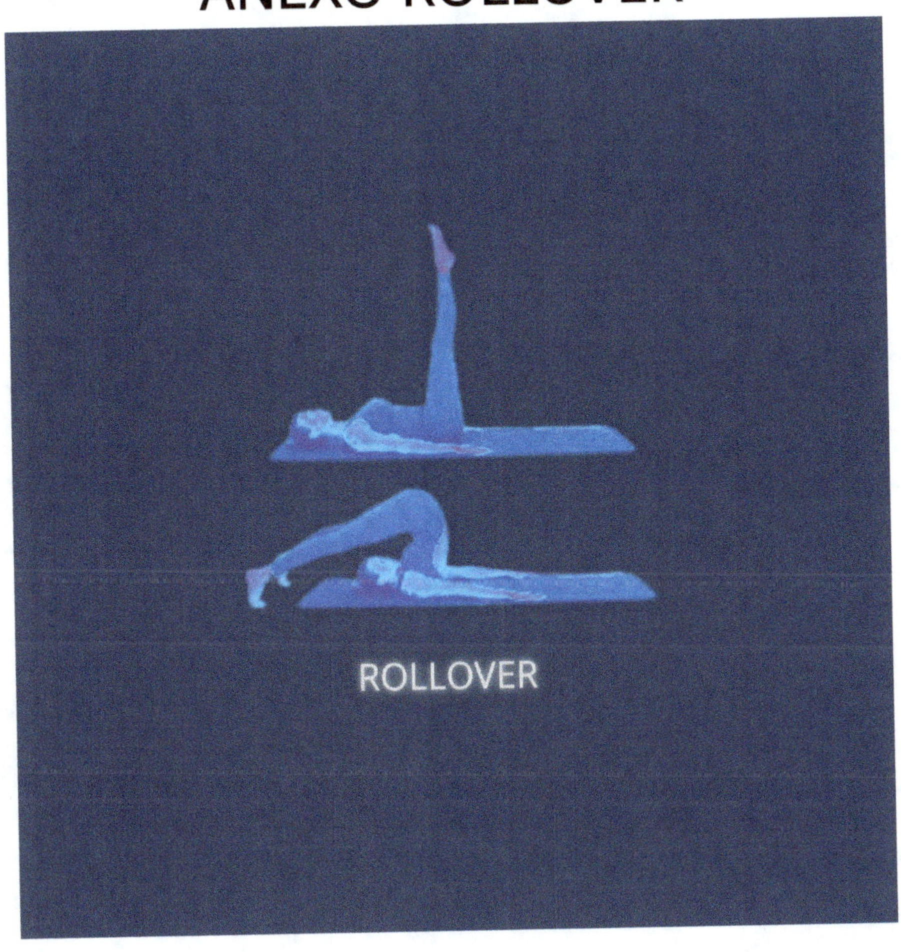

ANEXO PUSH UPS
DÉCUBITO VENTRAL

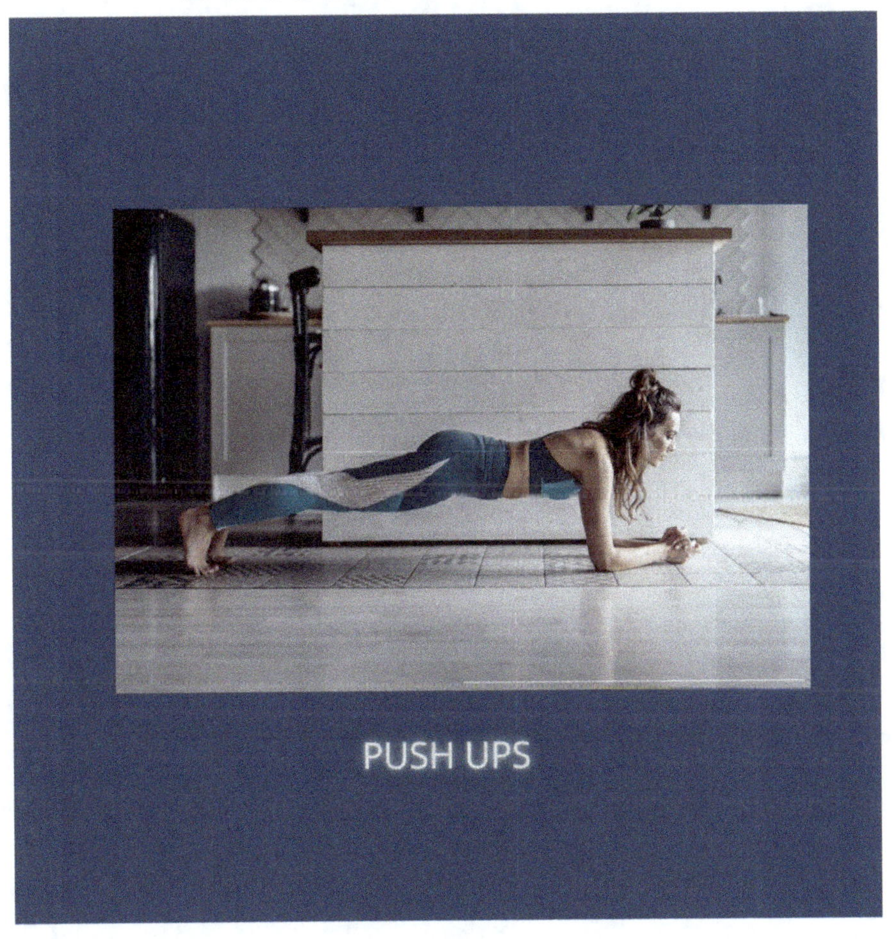

ANEXO ROLLING BACK

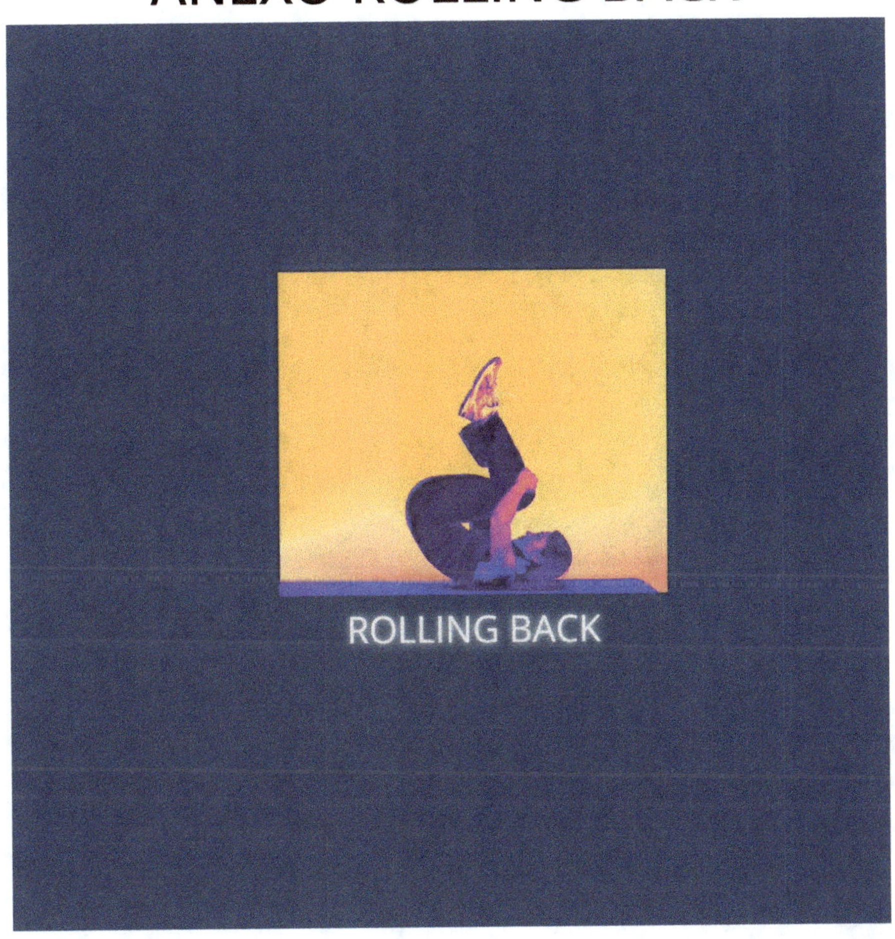

ANEXO RETRAÇÃO/ PROTAÇÃO ESCAPULAR

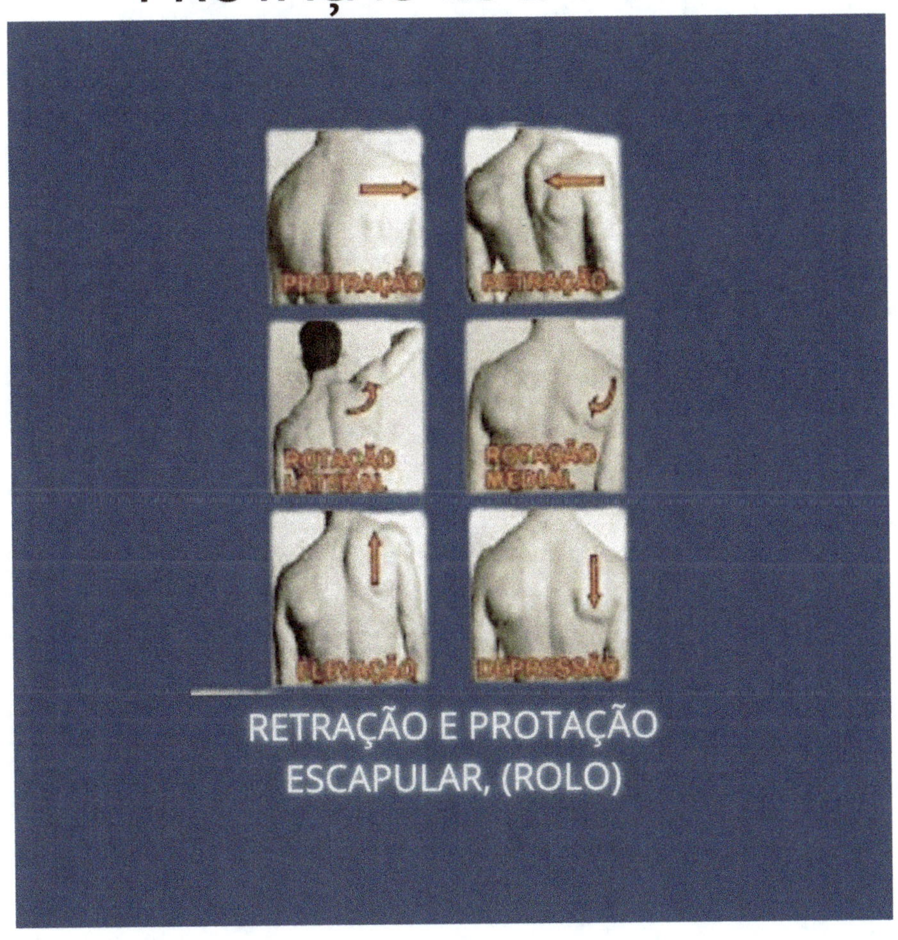

RETRAÇÃO E PROTAÇÃO ESCAPULAR, (ROLO)

ANEXO SPINE STRECH

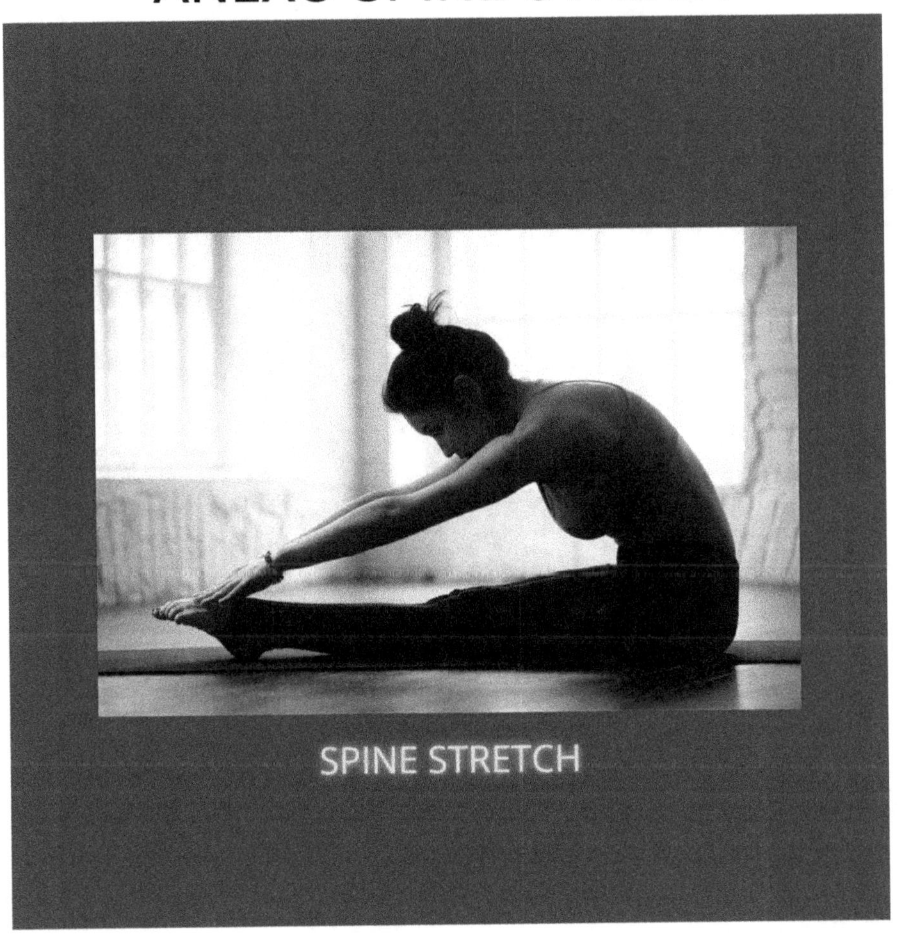

ANEXO FLEXING BOARD

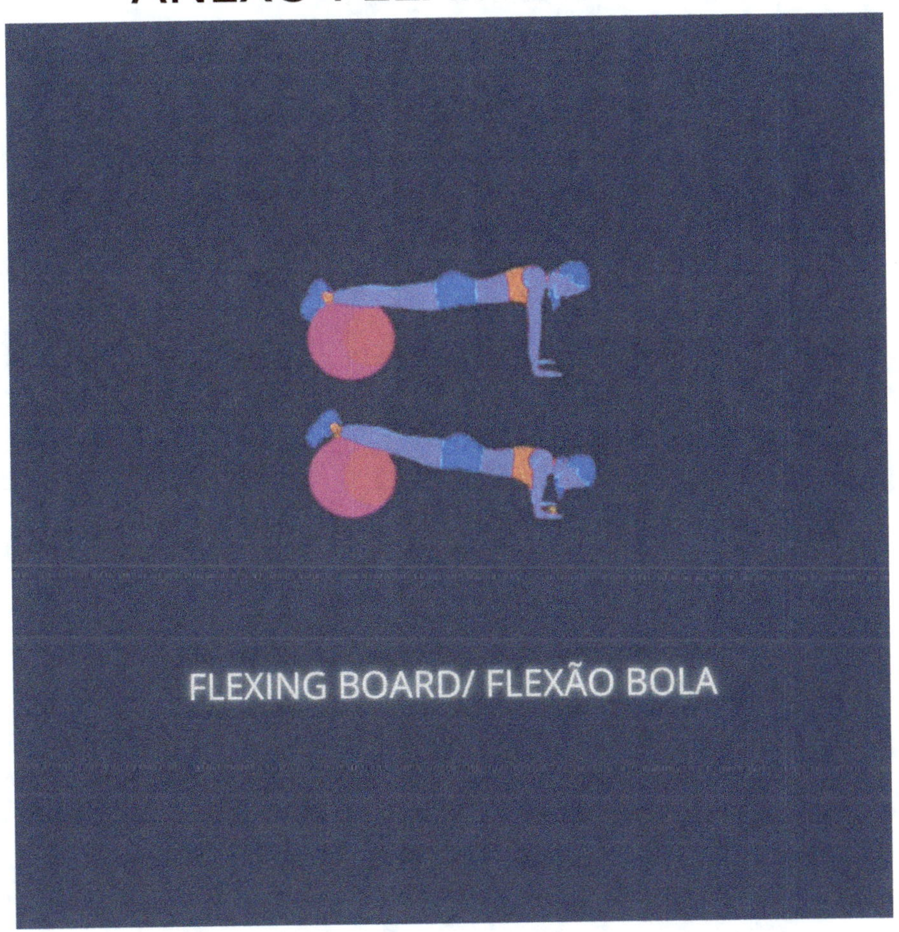

ANEXO RESPIRAÇÃO
THERA BAND/ COSTELAS

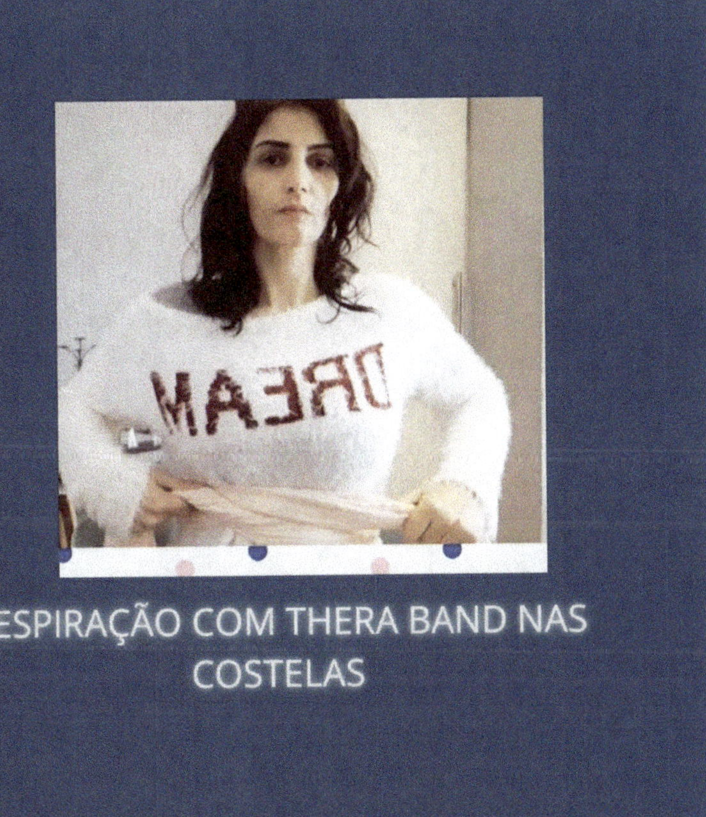

RESPIRAÇÃO COM THERA BAND NAS COSTELAS

ANEXO SPINE TWIST SENTADA/ SPINE CORRECTOR

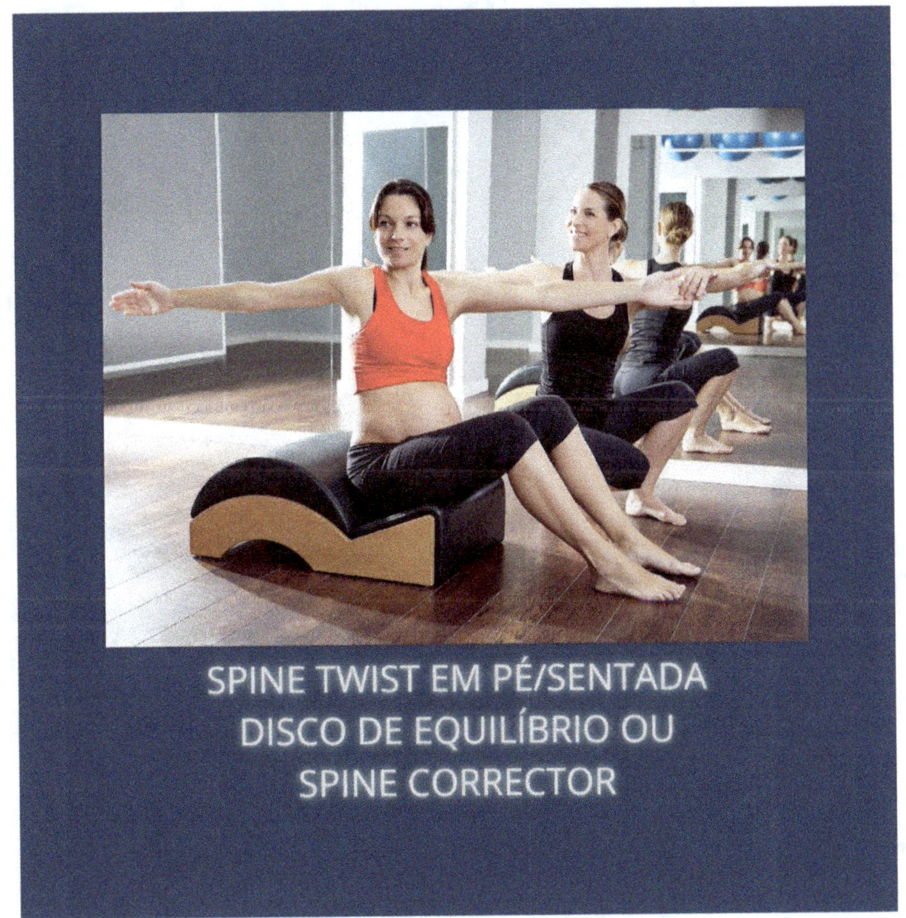

ANEXO RESPIRAÇÃO FRONTAL OVERBAL

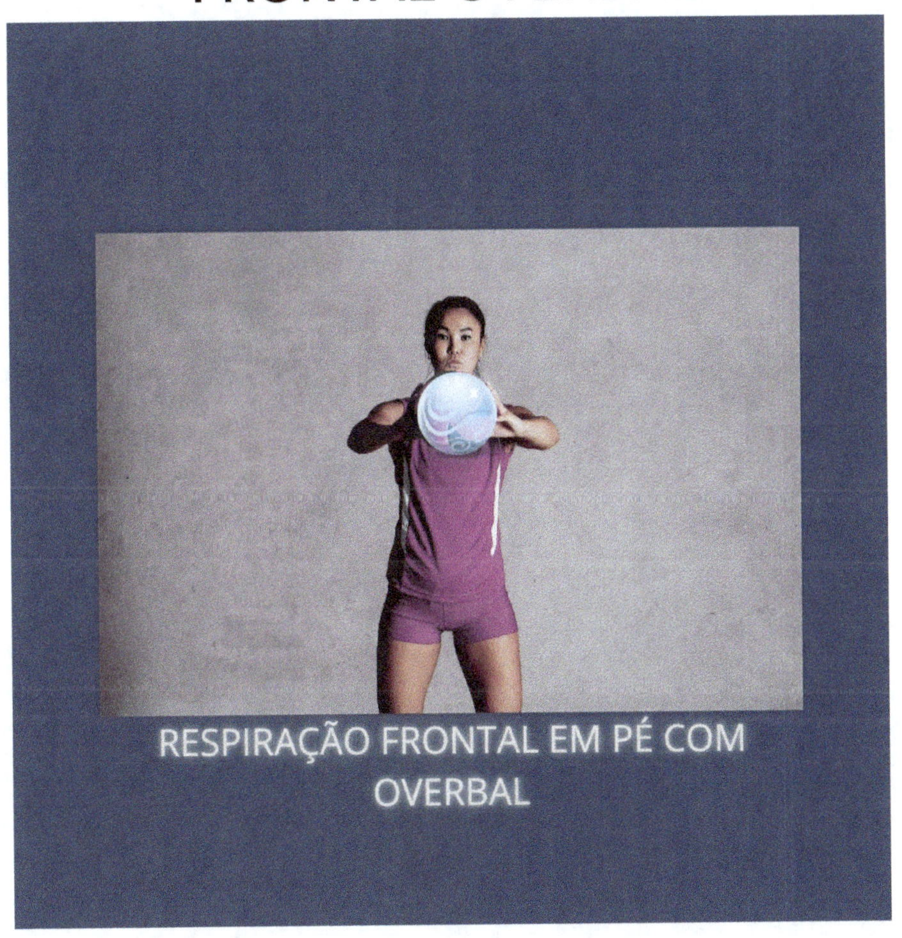

RESPIRAÇÃO FRONTAL EM PÉ COM OVERBAL

ANEXO AIRPLANE

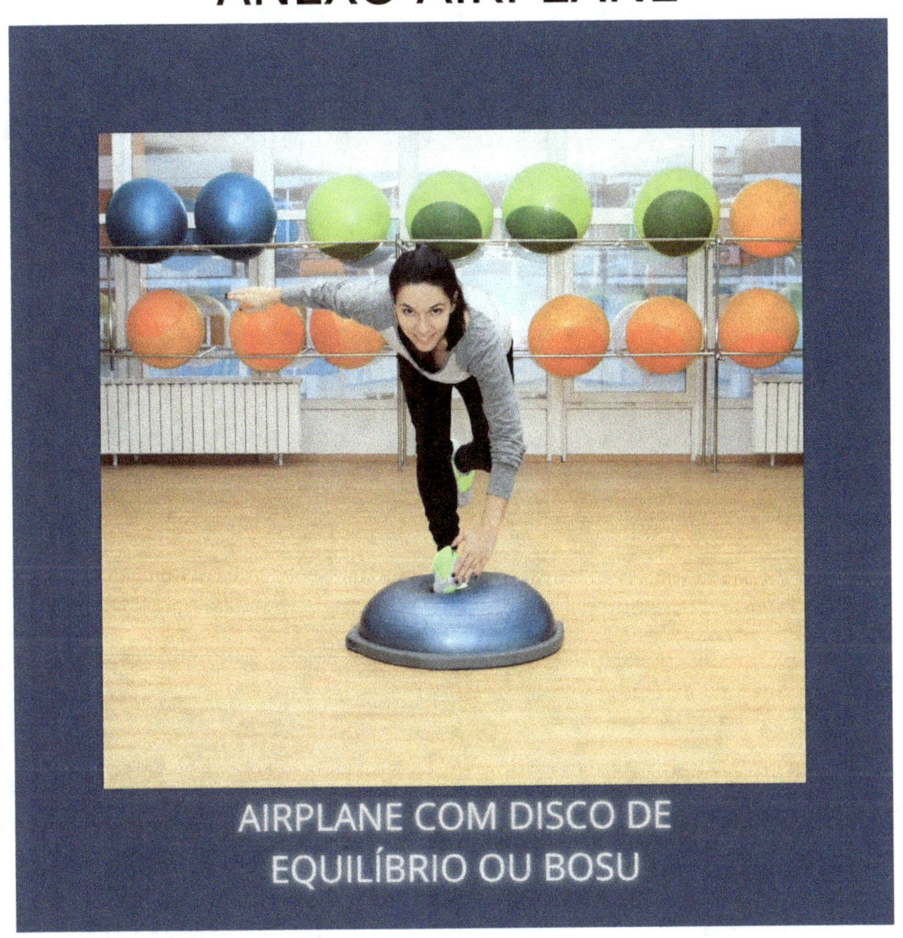

ANEXO THE HUNDRET

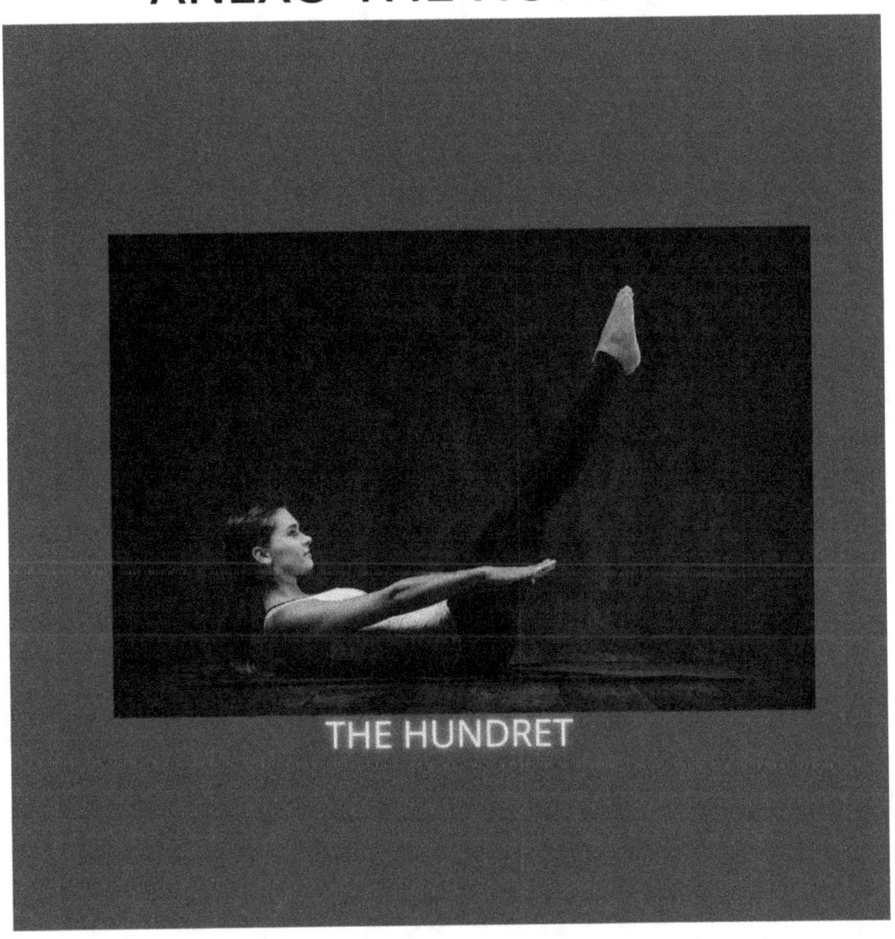

ANEXO SWAN FRONT

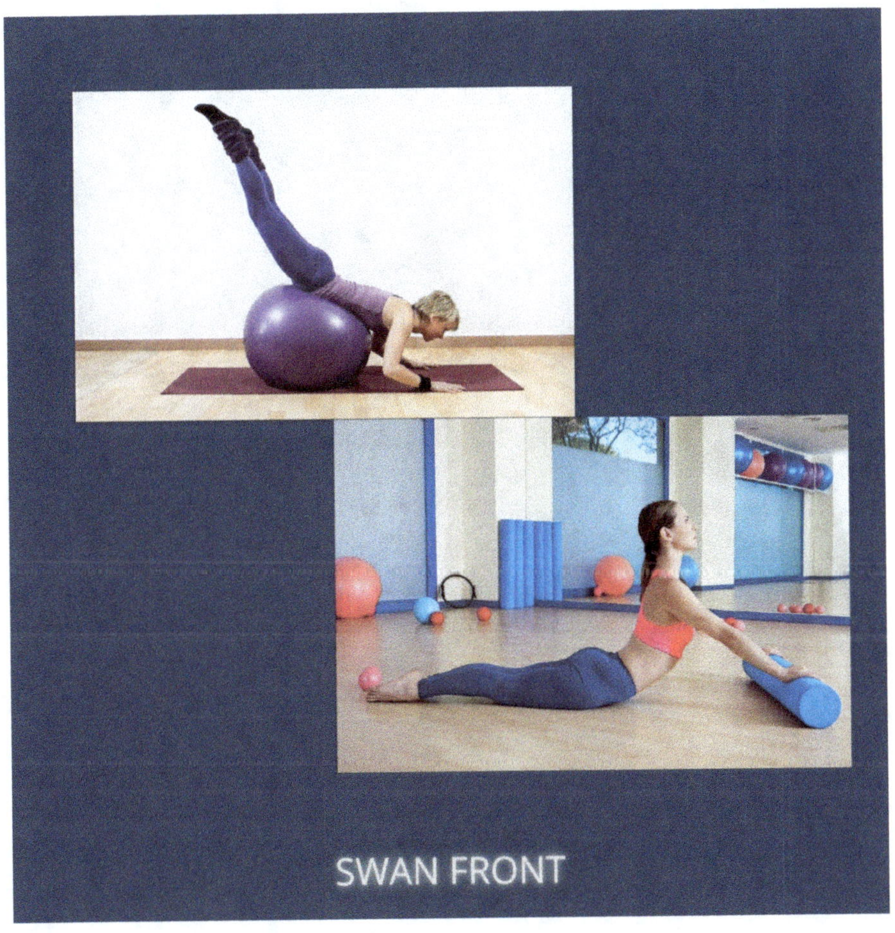

ANEXO SHOULDER BRIDGET BOLA/ MAGIC

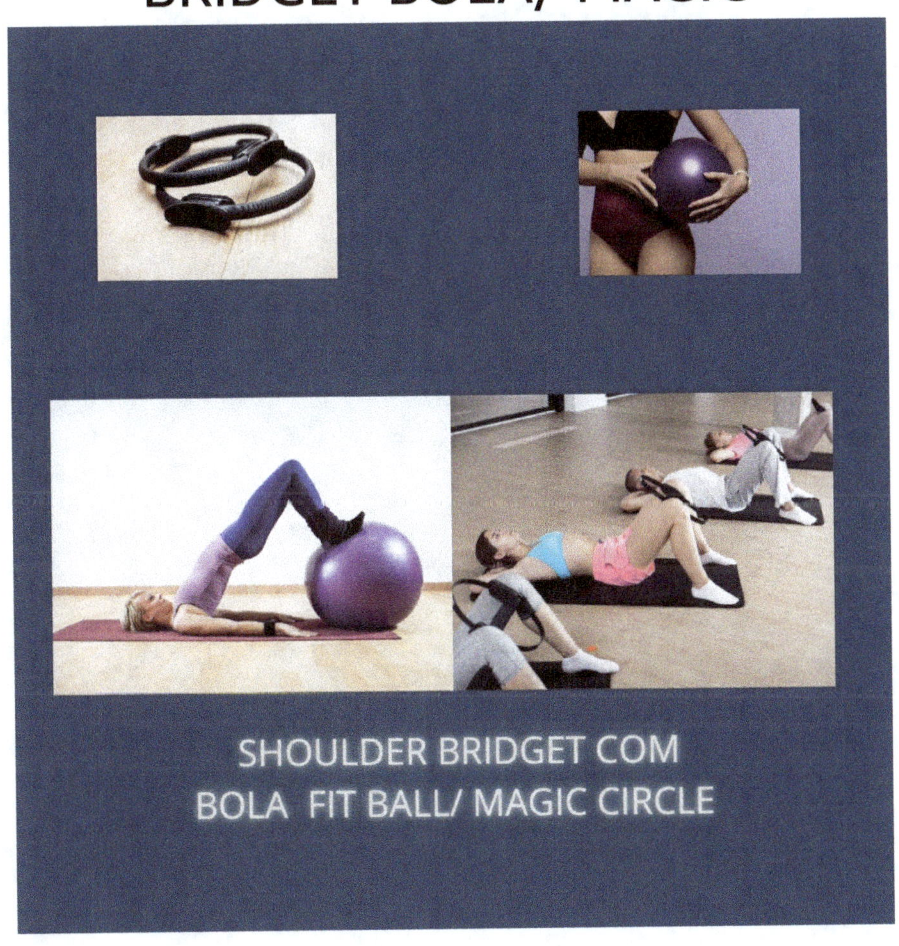

ANEXO EXERCÍCIOS SUPERIORES COM THERA BAND E BOLA

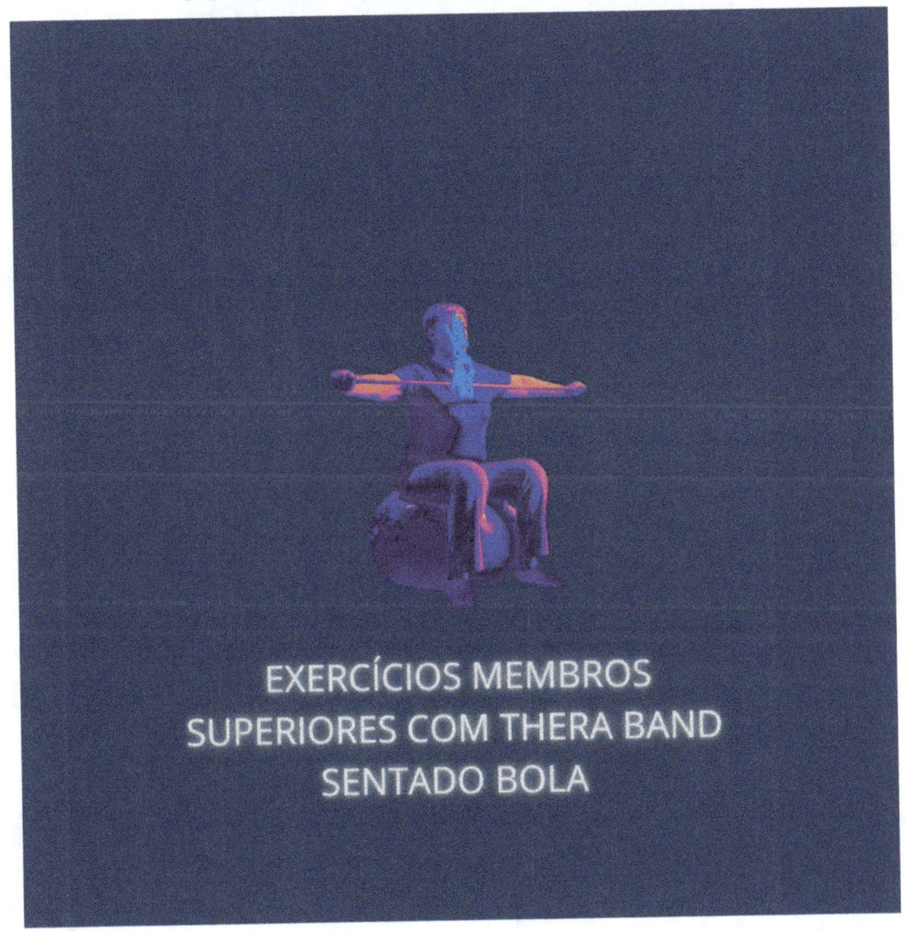

ANEXO SEREIA BOLA

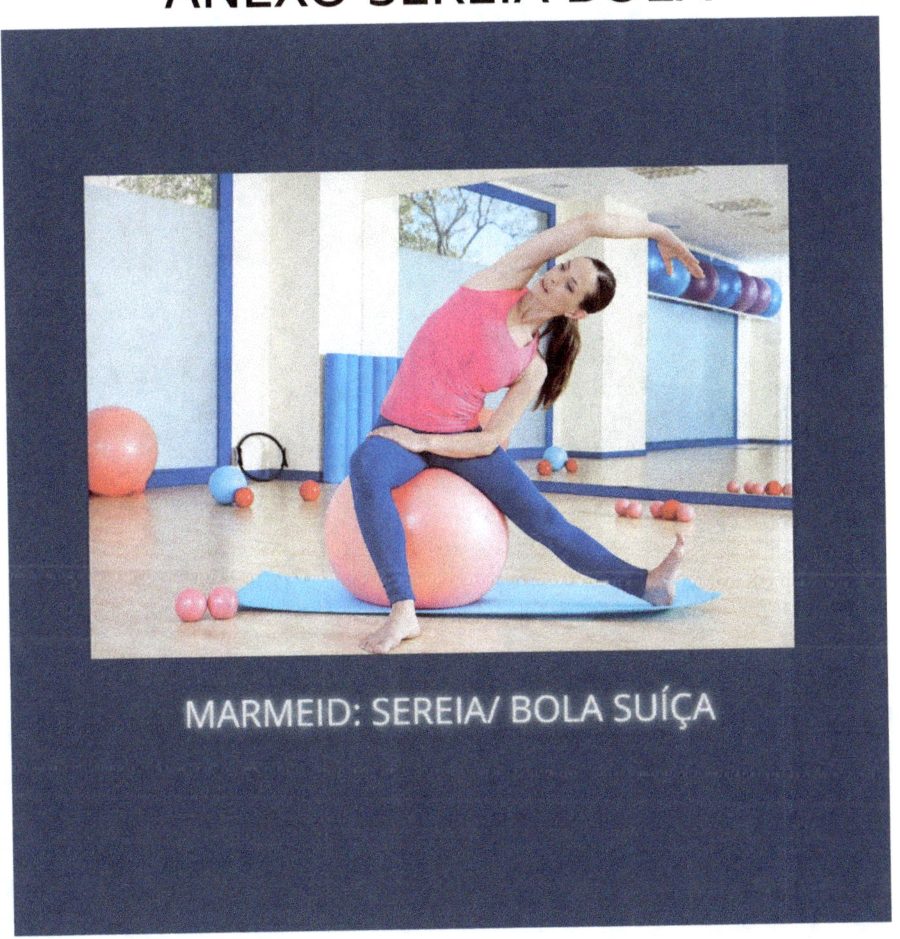

ANEXO HOURSE

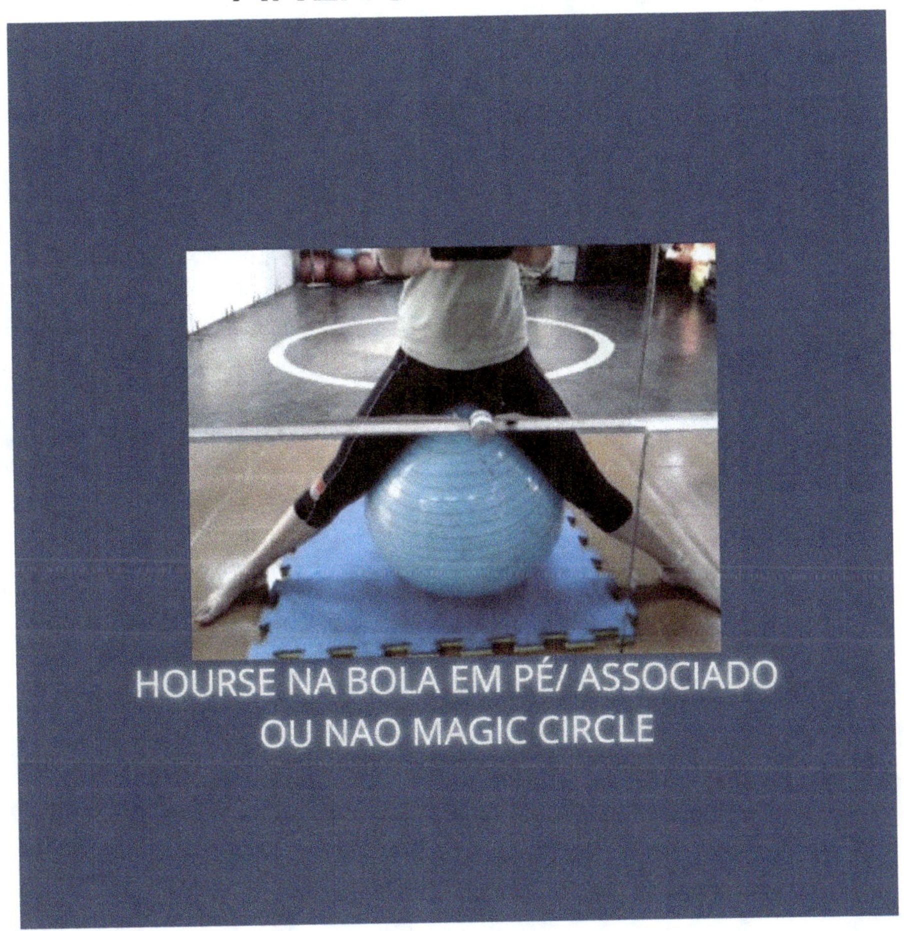

ANEXO RESPIRAÇÃO ABDOMINAL

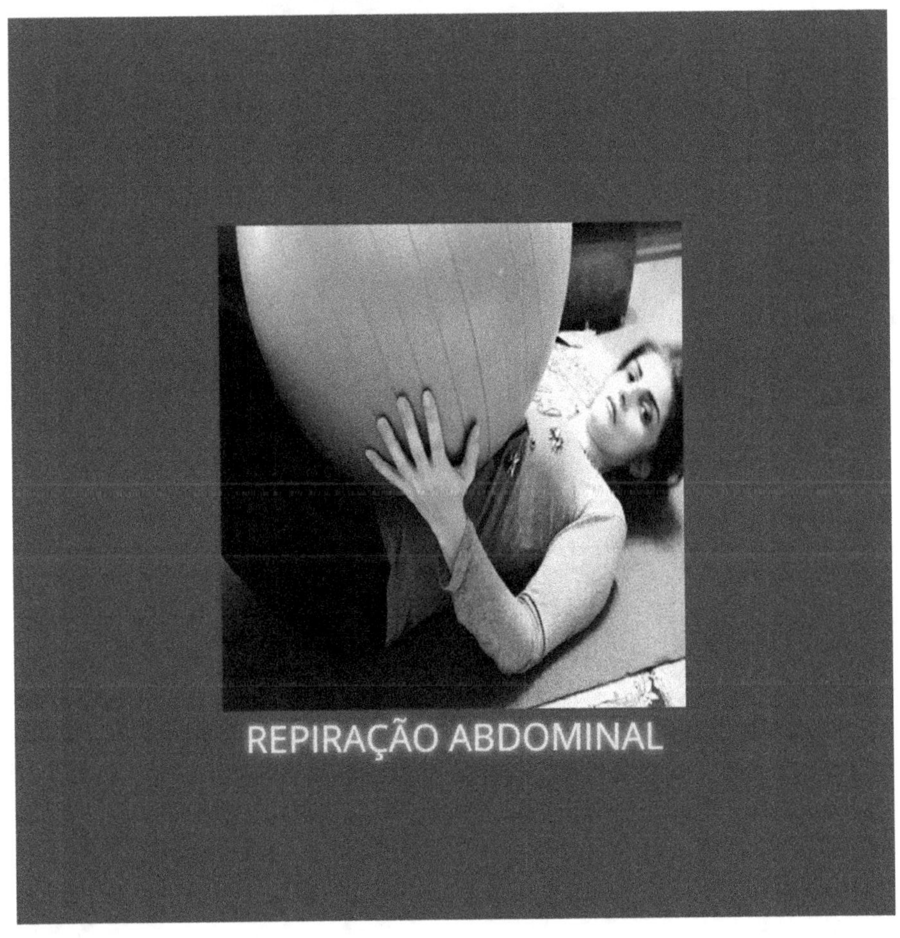

ANEXO AIRPLANE
VARIAÇÃO

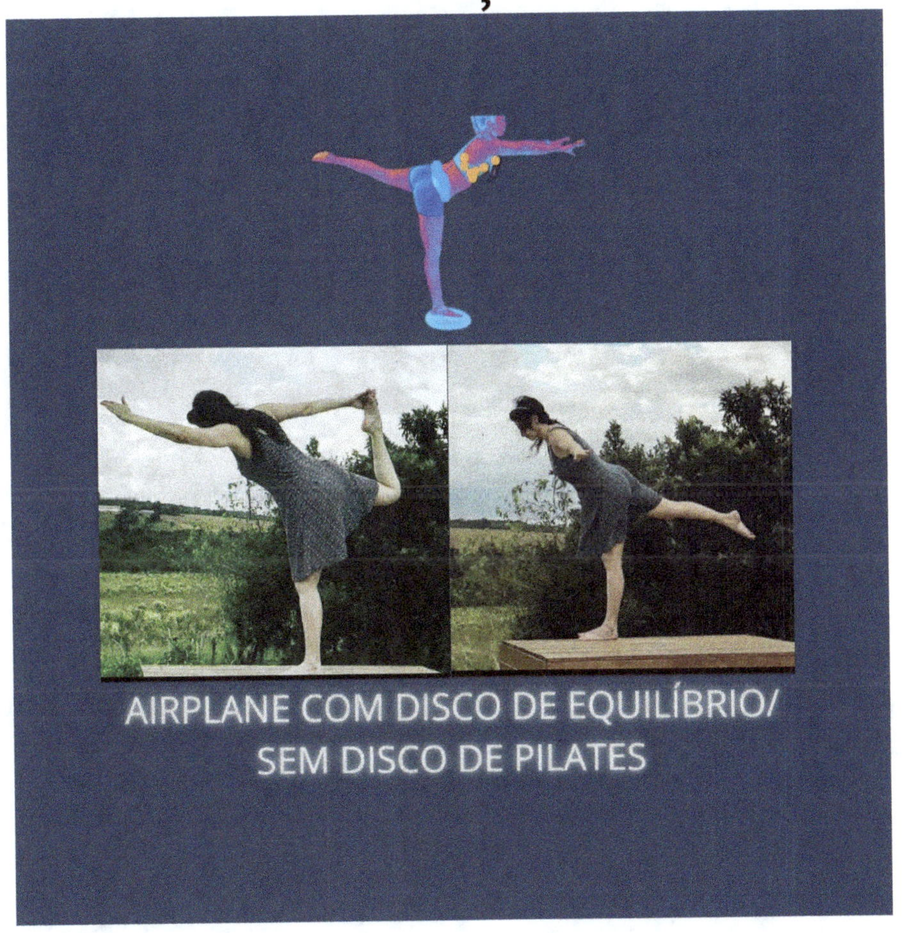

ANEXO ESTABILIZAÇÃO SEGMENTAR/ SUPERMAN

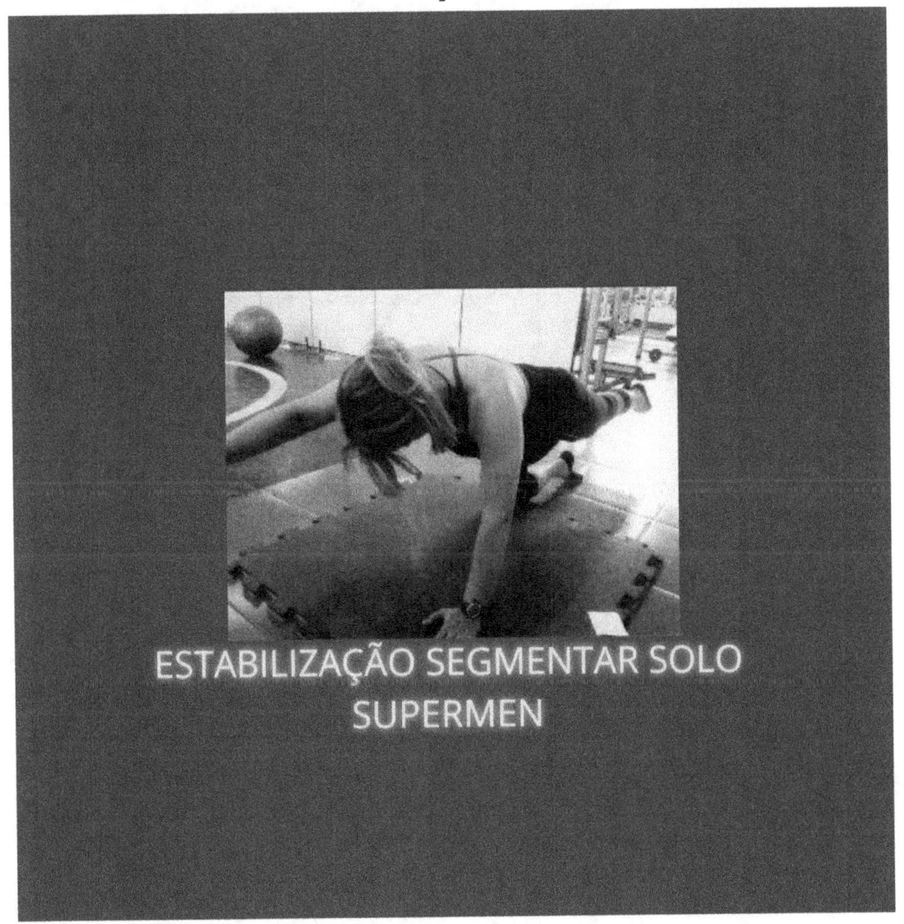

ANEXO DOUBLE LEG STRECH

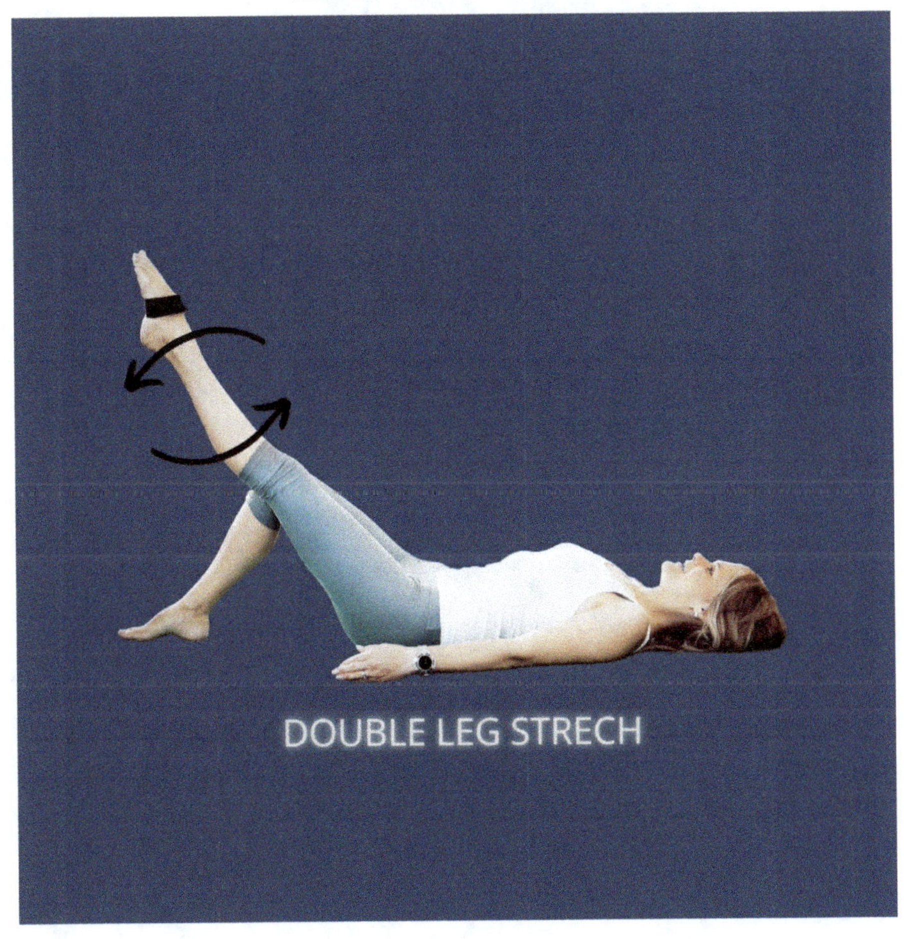

ANEXO THE ROLL UP/ MAGIC CIRCLE

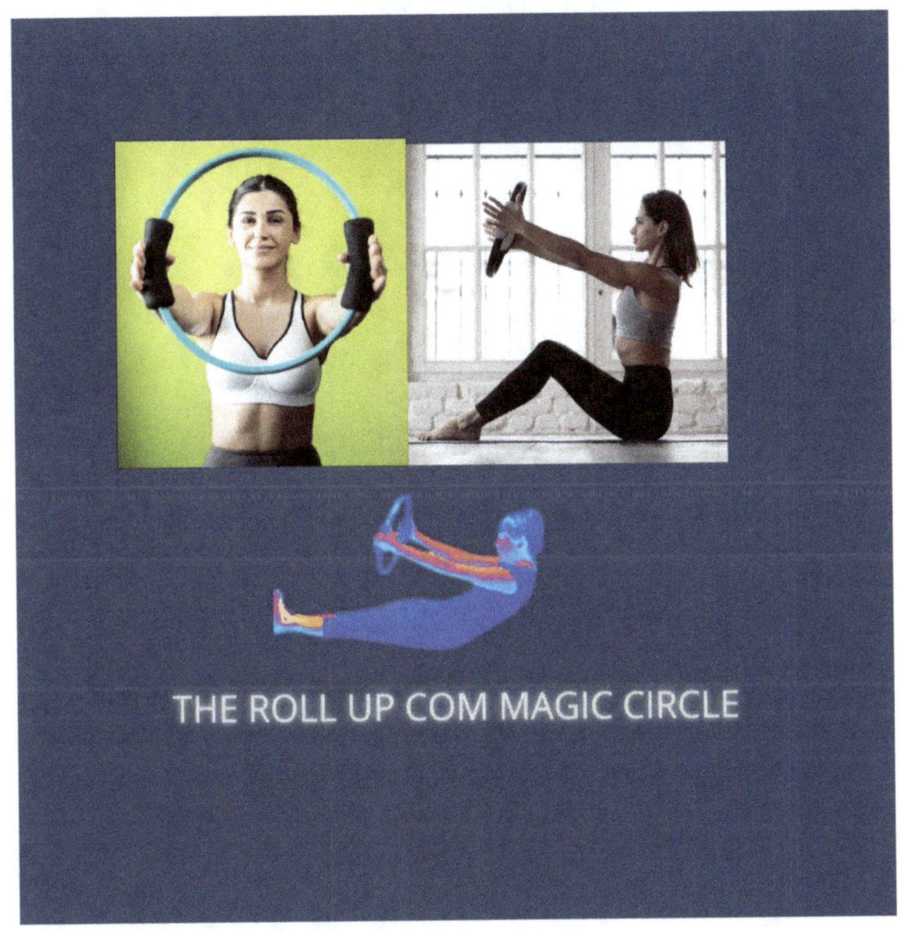

ANEXO O CEM HUNDRET COM APOIO

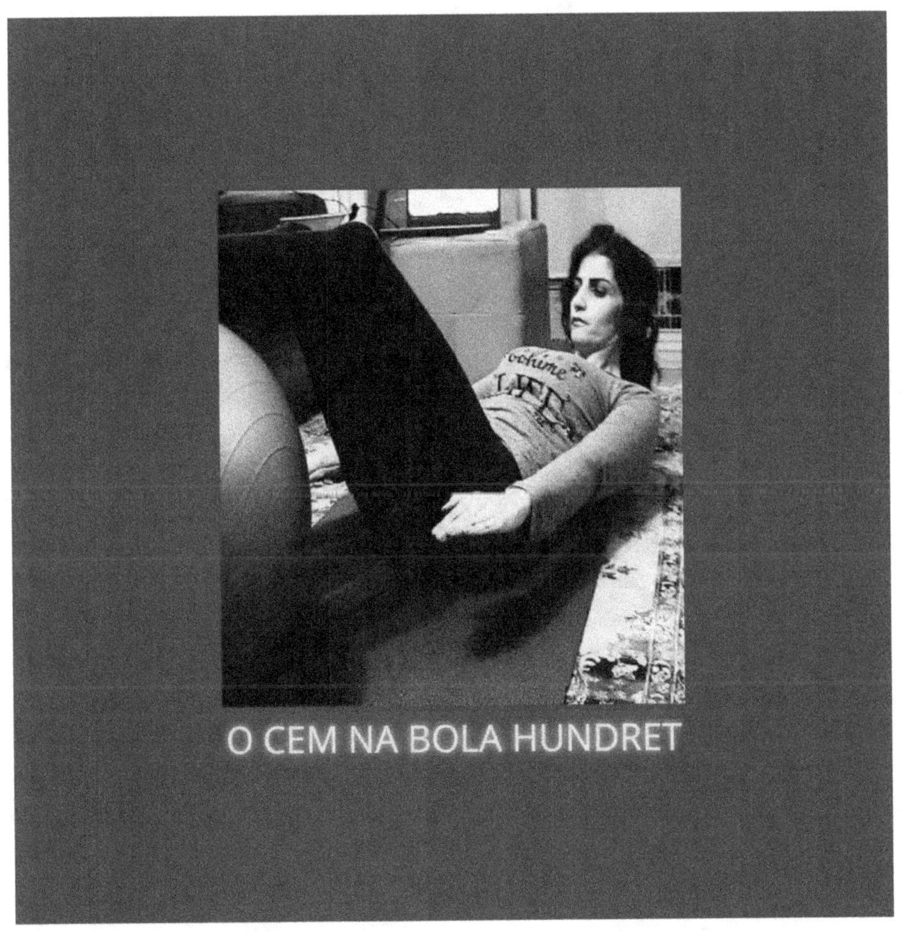

ANEXO RESPIRAÇÃO TOTAL

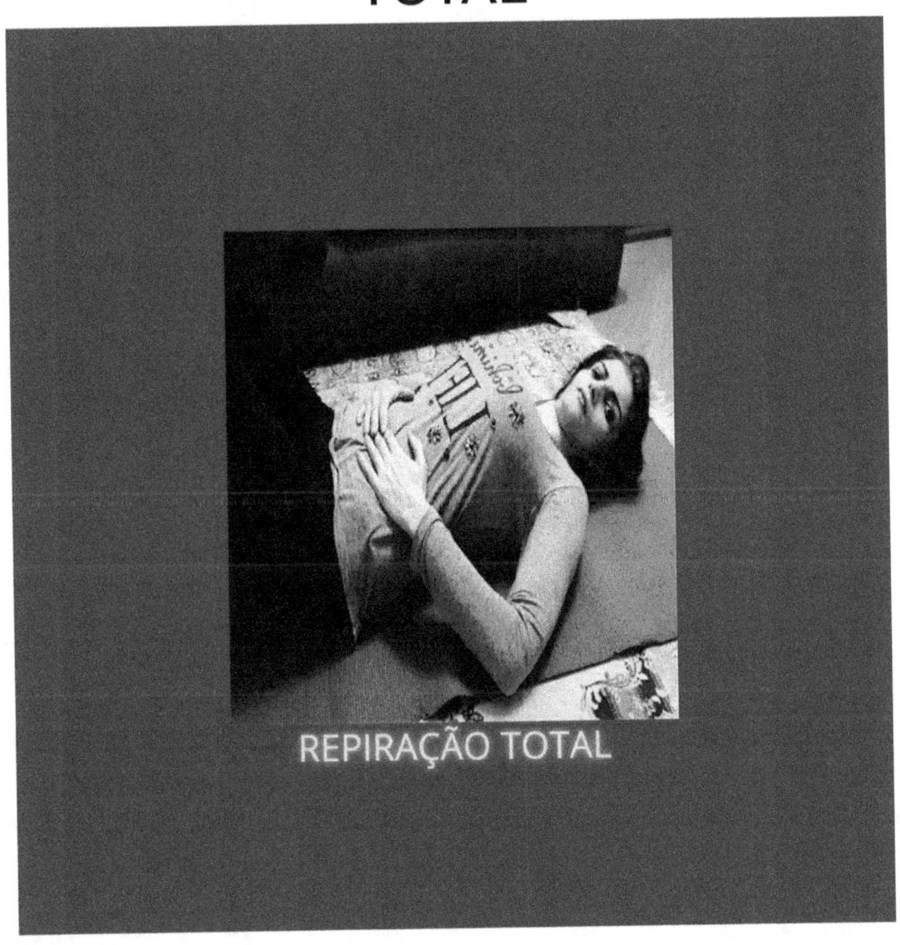

ANEXO RESPIRAÇÃO TORÁCICA

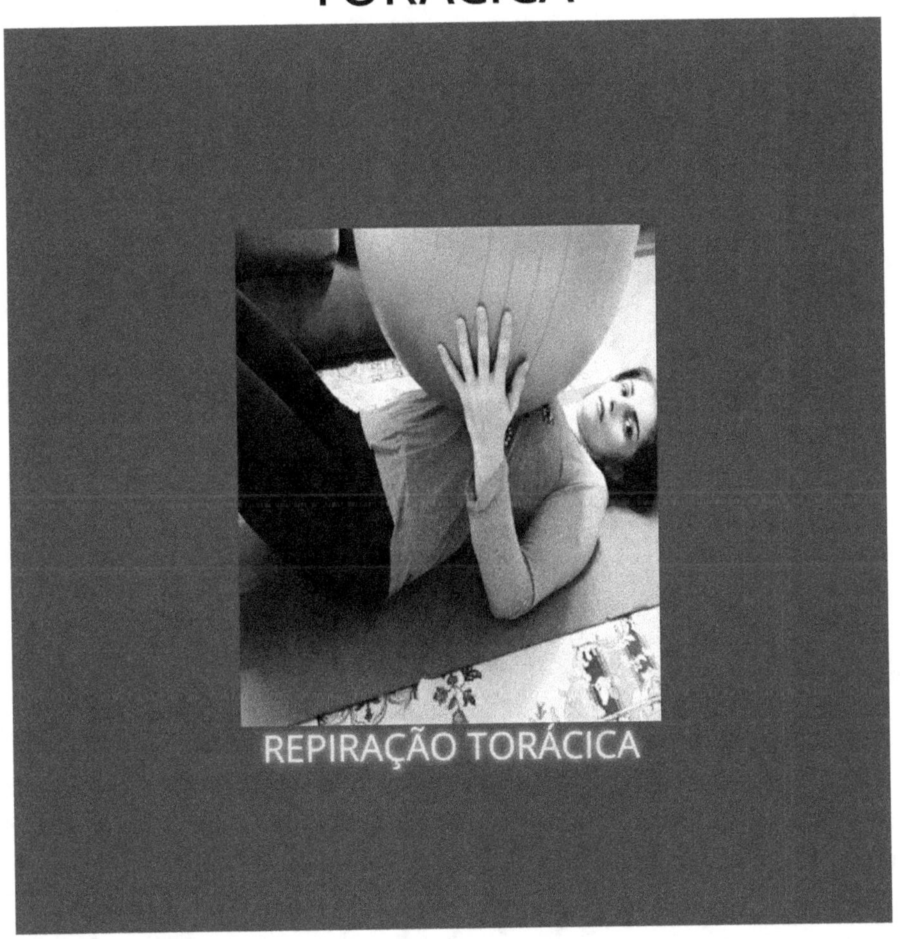

ANEXO EXERCÍCIOS MEMBROS INFERIORES E SUPERIORES

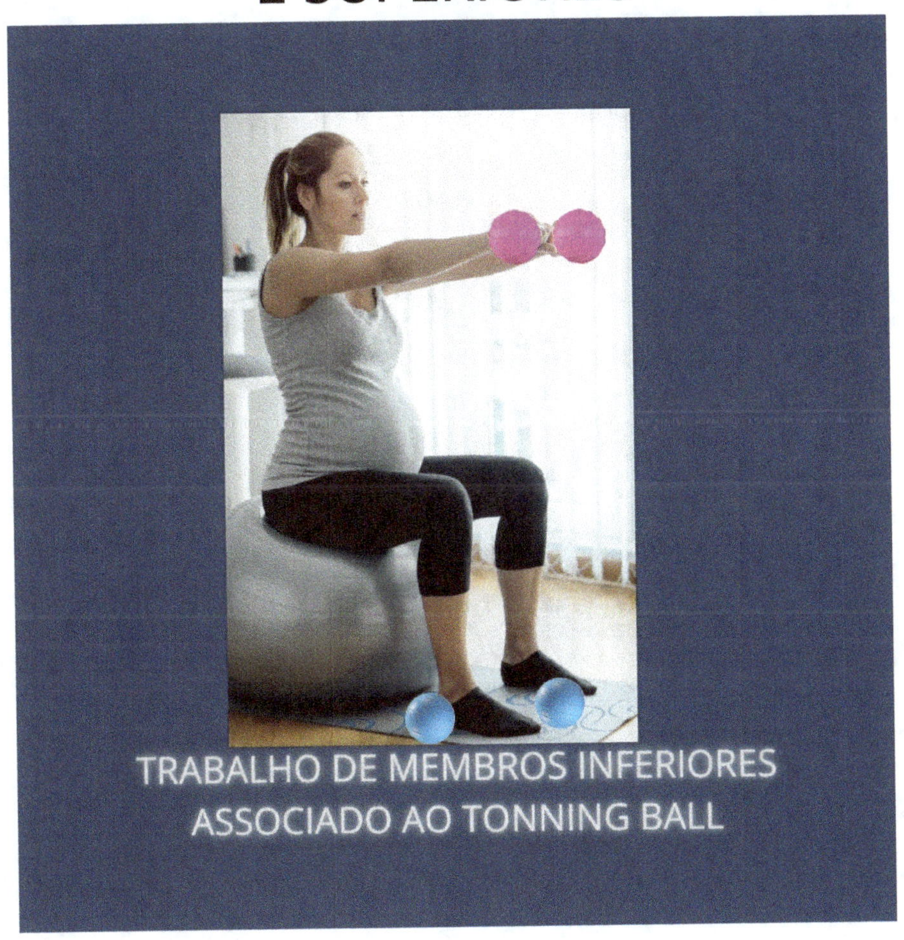

ANEXO THE RUNNING EM PÉ

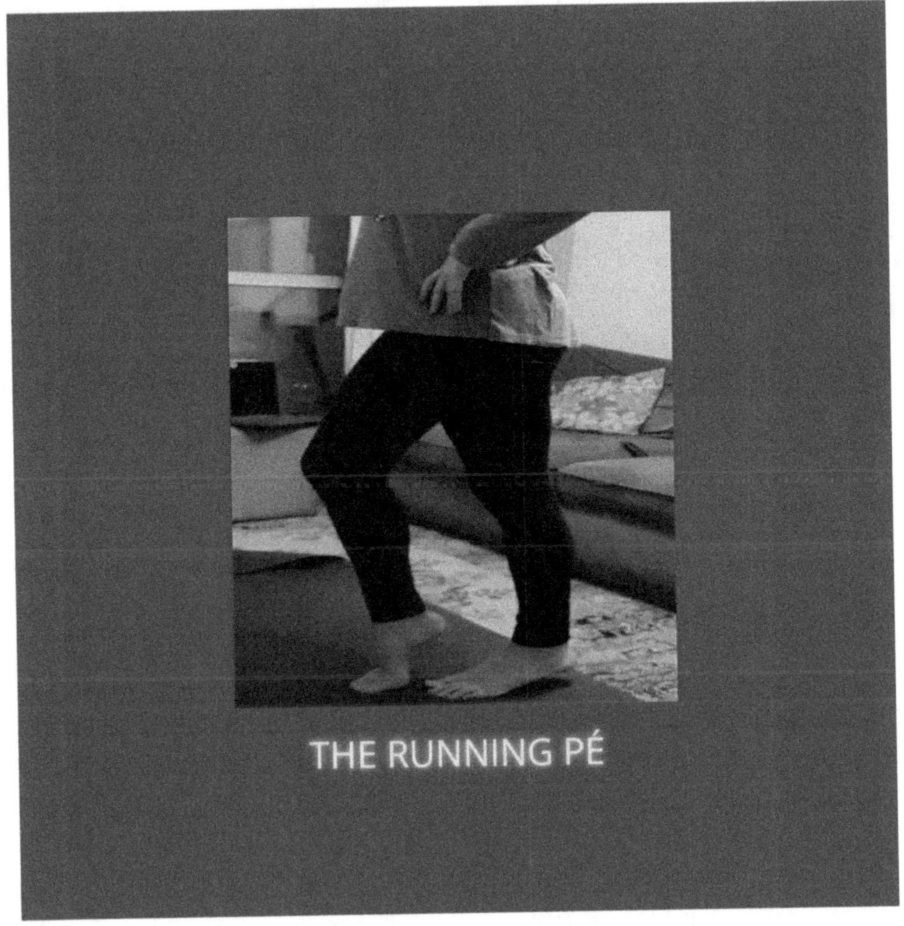

ANEXO EXERCÍCIOS MEMBROS INFERIORESCOM MAGIC CIRCLE

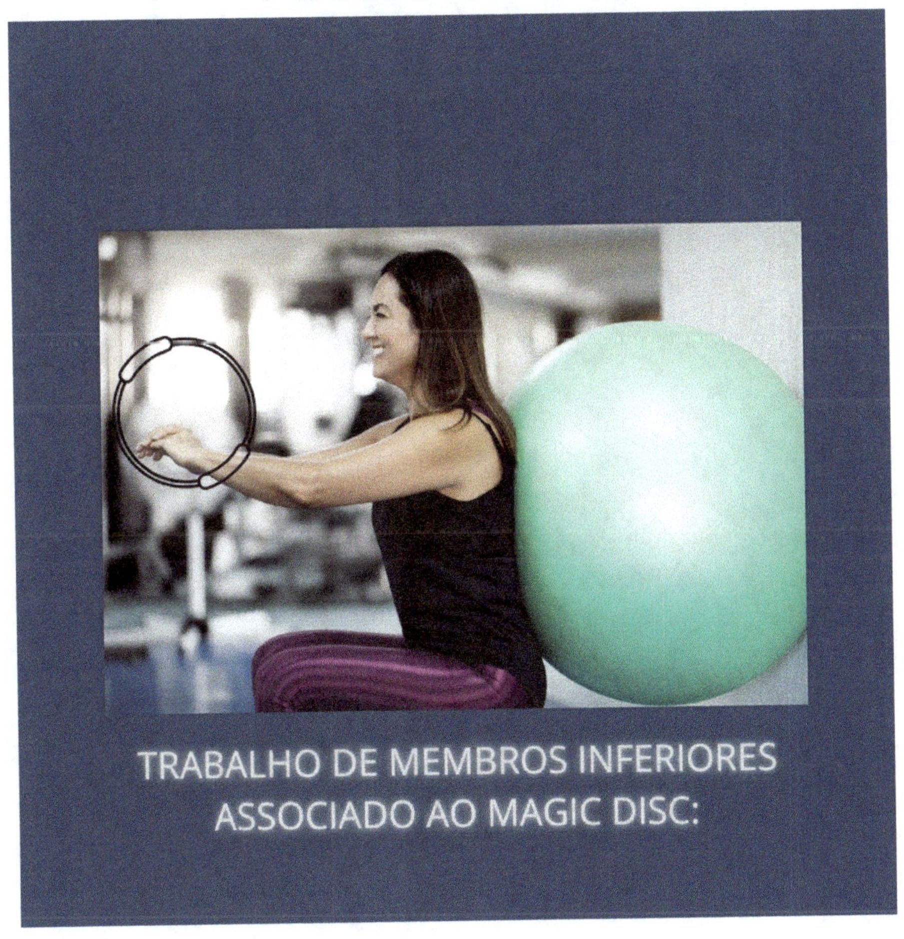

ANEXO RETRAÇÃO E PROTRAÇÃO ESCAPULAR FRONTAL COM ROLO/ OVERBAL

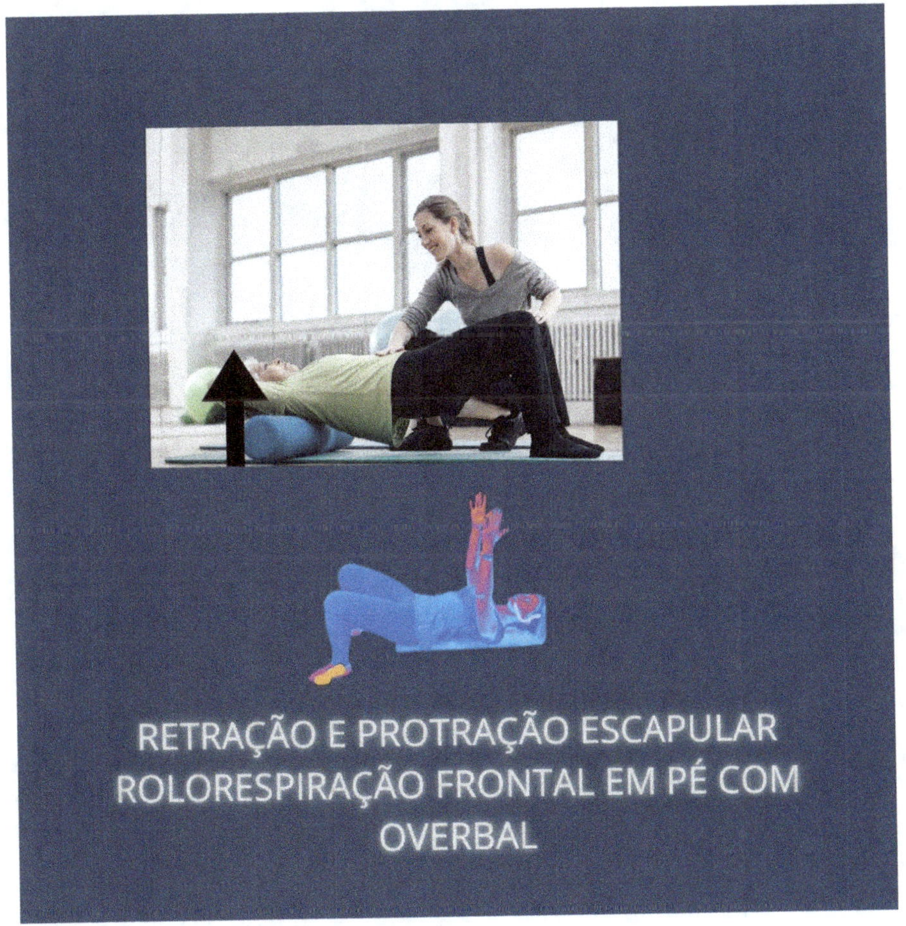

ANEXO SPINE TWIST SENTADO E VARIAÇÕES

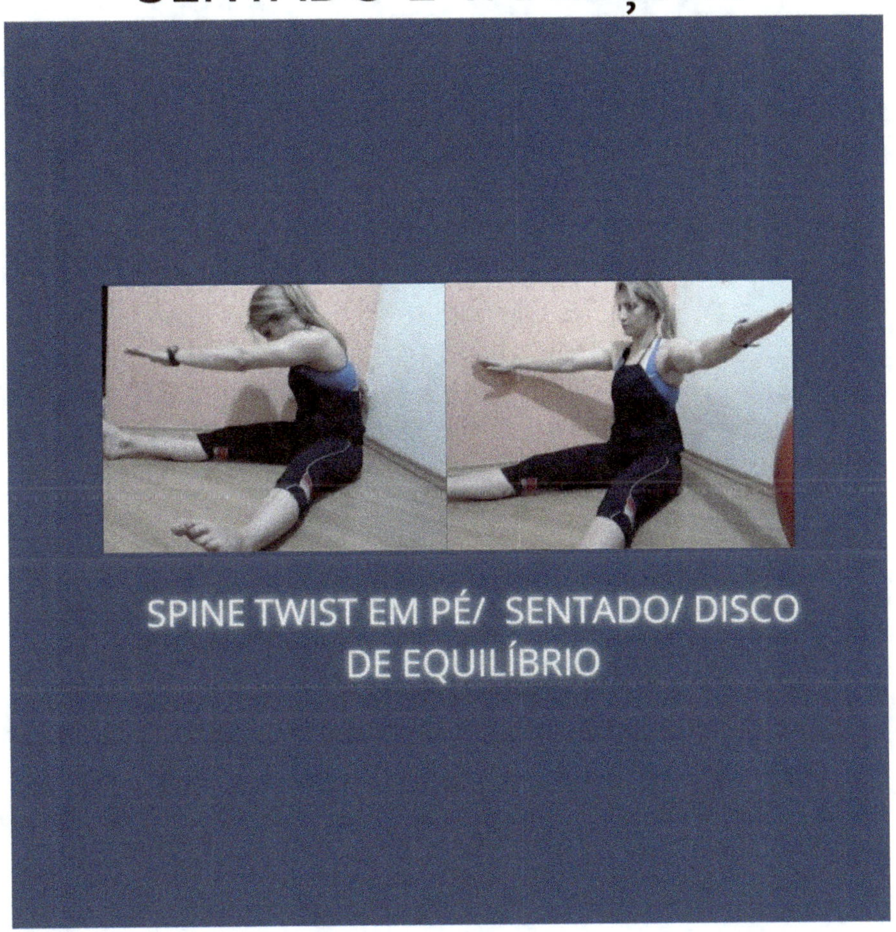

ANEXO ADUÇÃO/ CRUCIFIXO MEMBROS SUPERIORES BOLA

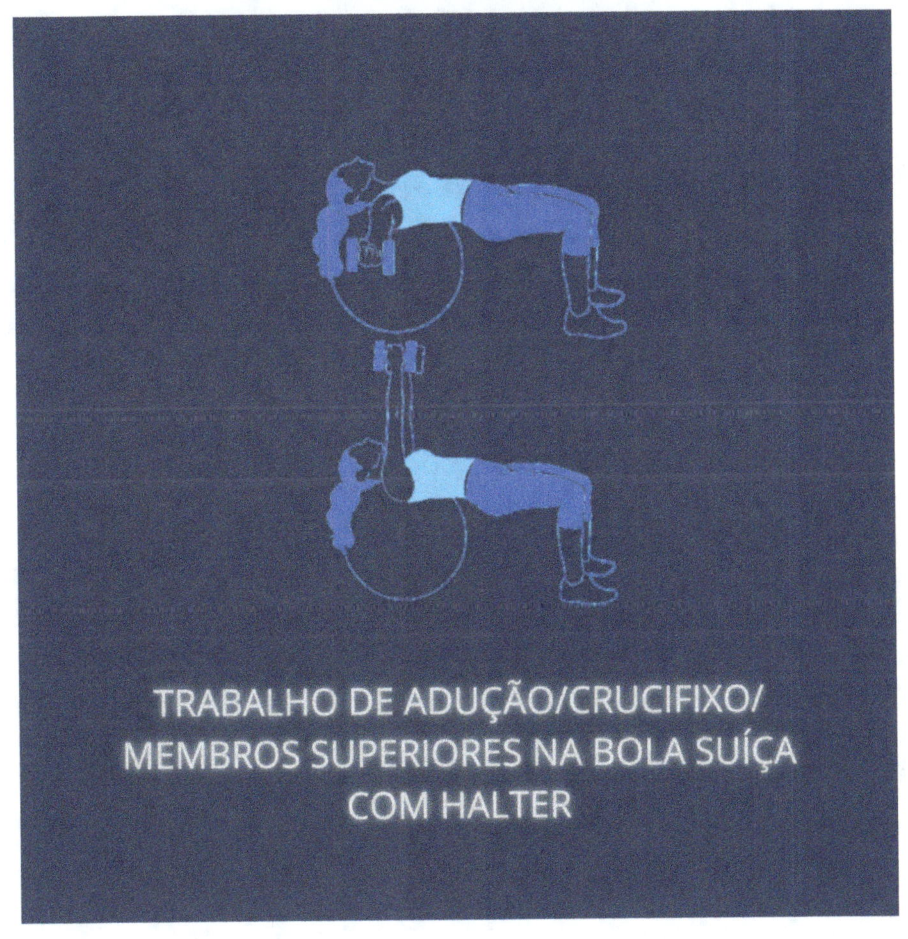

ANEXO EXERCÍCIOS TONNING BALL ESTABILIZAÇÃO PÉLVICA

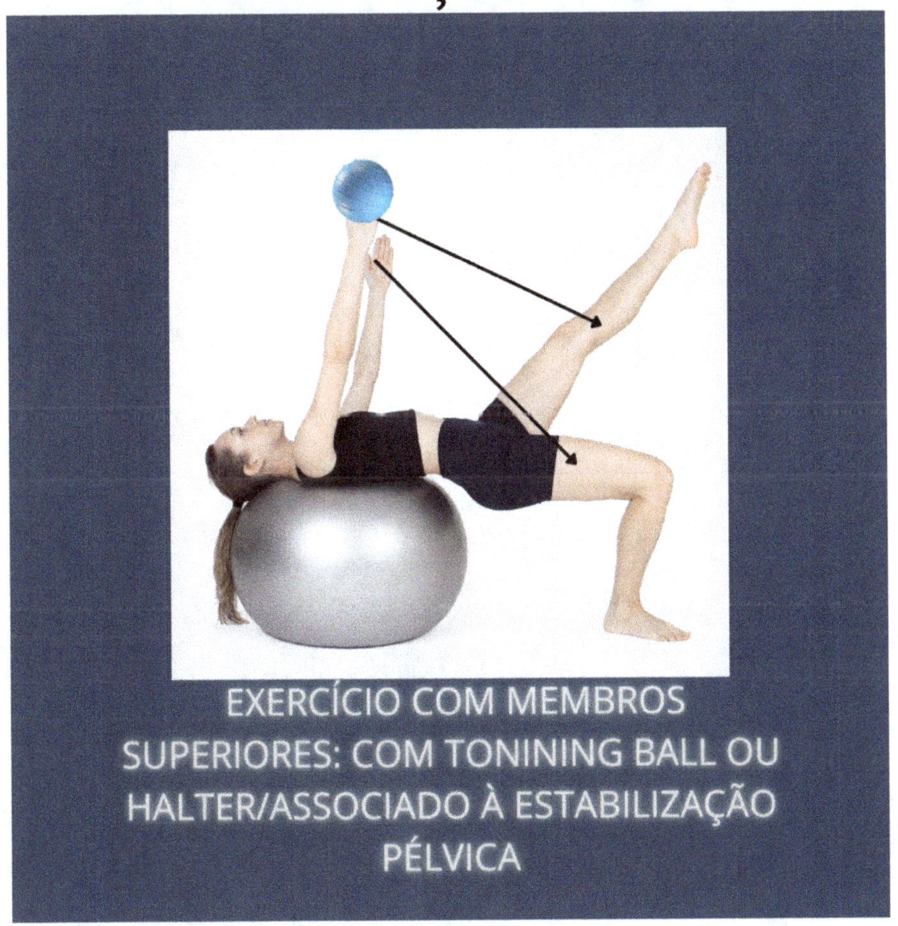

ANEXO ONE LEG CIRCLE MAT

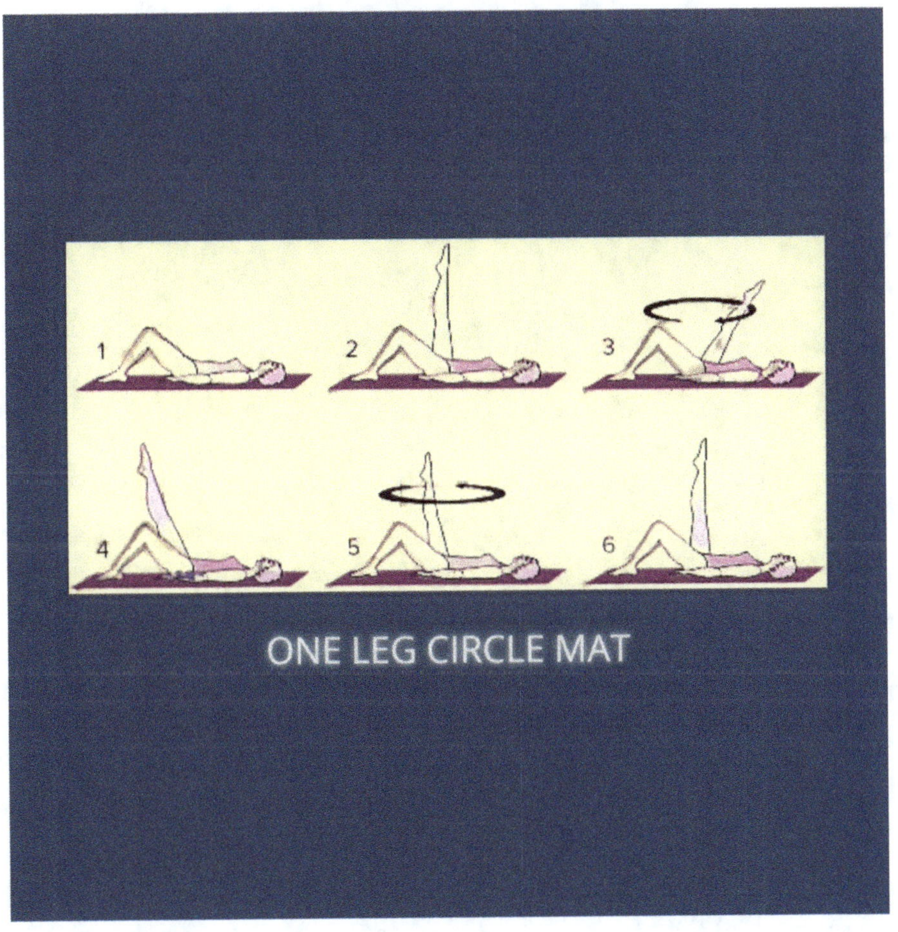

ANEXO CONCHA

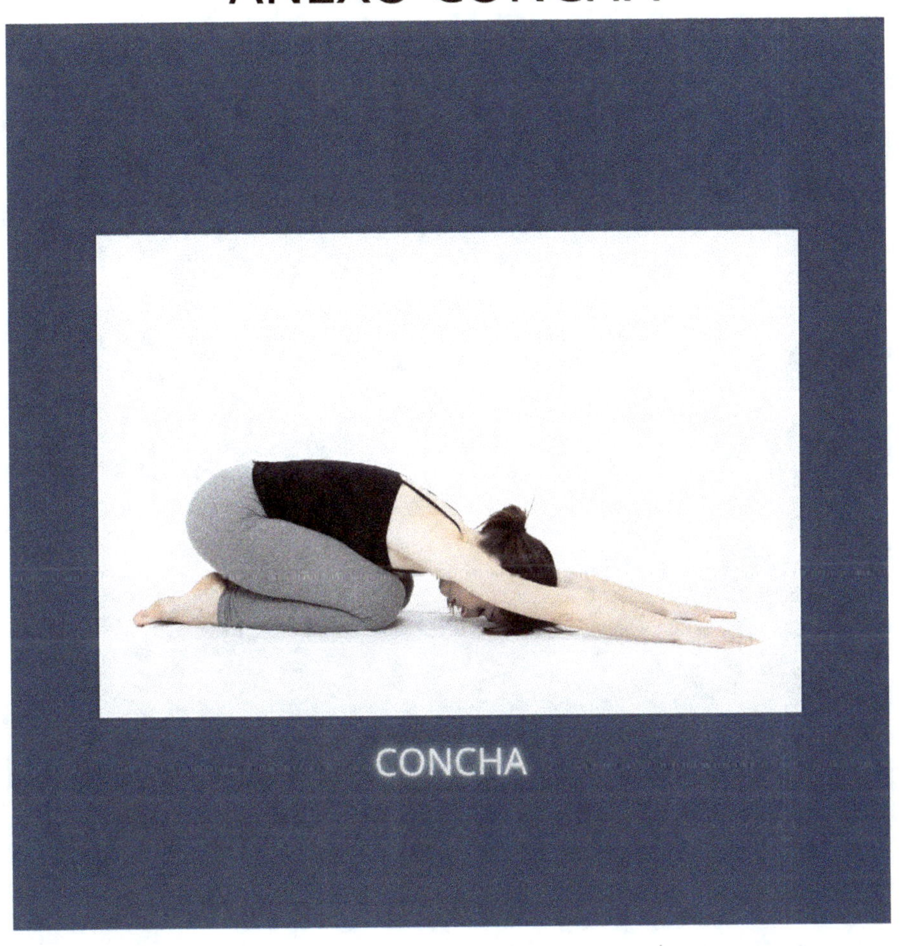

CONCHA